絵でわかる

An Illustrated Guide to Infectious Diseases

感染症

with もやしもん

岩田健太郎 著
Kentaro Iwata

石川雅之 絵
Masayuki Ishikawa

講談社

ご注意

①本書を発行するにあたって，内容について万全を期して制作しましたが，万一，ご不審な点や誤り，記載漏れなどお気づきの点がありましたら，出版元まで書面にてご連絡ください．

②本書の内容に関して適用した結果生じたこと，また，適用できなかった結果について，著者および出版社とも一切の責任を負えませんので，あらかじめご了承ください．

③本書に記載されている情報は，2014年10月時点のものです．

④本書に記載されているWEBサイトなどは，予告なく変更されることがあります．

⑤本書に記載されている会社名，製品名，サービス名などは，一般に各社の商標または登録商標です．

ブックデザイン｜安田あたる

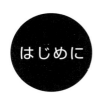

はじめに

　一般向けの感染症学の教科書はぼくが知る限り存在しません．微生物学，薬理学，免疫学の一般向け入門書はあるというのに．

　感染症学は微生物学，薬理学，免疫学などを基盤とします．しかし，感染症学は微生物学「そのもの」ではありません．微生物学のターゲットは微生物です．感染症学のターゲットは，微生物が病気を起こした「患者」にあります．微生物が患者にどのような病気を起こし，それをどのように診断したり，治療したり，予防したりするかという実践的な学問が感染症学なのです．

　内科学のバイブルとされるアメリカの『ハリソン内科学』で一番ページ数を割かれているのが感染症です．神経や心臓や腎臓や消化器の専門領域よりも物量的にはたくさんのことを扱うのが感染症学なのです．しかし，日本の内科学の教科書では，感染症は後ろのほうにほんの少ししか扱われていないのが普通です．どうしてこのようなギャップが生じるのでしょうか．

　この「はじめに」を書いている2014年10月，日本では69年ぶりのデング熱の国内流行が，そして西アフリカのエボラ出血熱の流行が話題になっています．

　感染症は我々の生活に密接に関係しています．皆さんがよくかかる（かもしれない）風邪も，エイズのような一種特殊な病気も感染症です．子宮頸がんや肝臓がんといったがんも実は感染症です．胃潰瘍や胃がんの原因も，実はピロリ菌による感染症が原因なのです．21世紀になっても，いや，21世紀になってますます，感染症は重要な領域なのです．

　この広くて深い感染症の世界，少しでも皆さんに体感いただければ，幸いです．

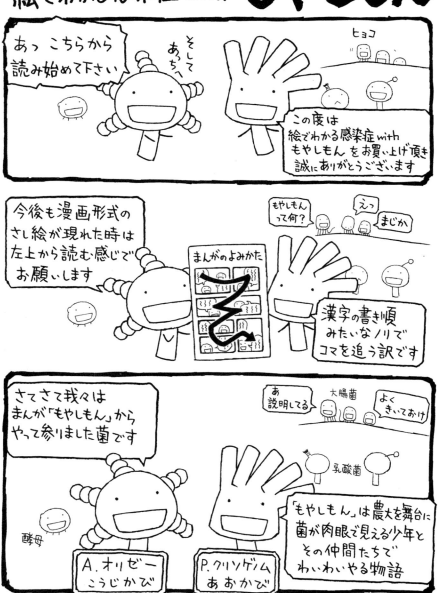

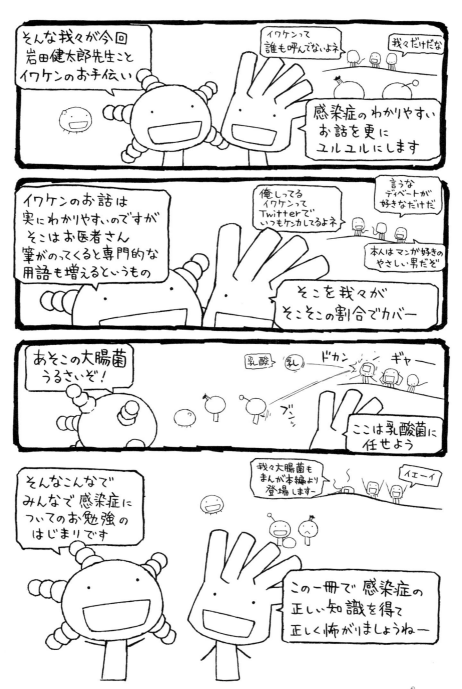

絵でわかる感染症　目　次

はじめに　iii

第1章　感染症の全体像　1

1.1　感染症とは何か　2
　1.1.1　微生物は「どこからか」やってくる　3
　1.1.2　感染症の歴史　7
　1.1.3　感染症の「モノ」と「コト」　8
　1.1.4　では「現象」はどうやってみるのか　12
　1.1.5　感染臓器に注目する　13
1.2　臨床微生物学とは何か　16
　1.2.1　微生物の分類　16
　1.2.2　微生物検査の実際　18
　1.2.3　細菌の検査と分類　21
1.3　微生物の病原性と，ホストの防御機構　24
　1.3.1　微生物の病原性　24
　1.3.2　ホスト（宿主）の防御機構　26
1.4　感染症疫学とアウトブレイク　28
　1.4.1　感染症疫学とは　28
　1.4.2　アウトブレイク・インベスティゲーション　30
1.5　新しい問題　33
　1.5.1　新興・再興感染症　33
　1.5.2　院内感染と薬剤耐性菌　35

第2章　抗菌薬を理解しよう　39

2.1　抗菌薬ってなんだろう　40
　2.1.1　抗菌薬とは　41

目次　vii

2.1.2　抗菌薬使用の原則　42

2.1.3　薬剤耐性のメカニズム　48

2.2　薬理学って大事です　51

2.2.1　PK/PD 理論とは　51

2.2.2　他にも重要な薬理学　55

2.3　主な抗菌薬の特徴　56

2.3.1　ペニシリン　56

2.3.2　セファロスポリン（セフェム）とモノバクタム　67

2.3.3　カルバペネム　78

2.3.4　アミノグリコシド　81

2.3.5　テトラサイクリン，クロラムフェニコール　82

2.3.6　マクロライド，クリンダマイシン　85

2.3.7　メトロニダゾール　89

2.3.8　グリコペプチド　90

2.3.9　その他の抗耐性菌薬　91

2.3.10　フルオロキノロン　93

2.3.11　ST 合剤　96

2.3.12　その他の抗菌薬　98

2.4　抗結核薬　100

2.4.1　抗結核薬の特徴　100

2.4.2　抗結核薬の種類　102

2.4.3　抗結核薬，その他の抗酸菌に対する治療薬　103

2.5　抗真菌薬　104

2.5.1　抗真菌薬の特徴　104

2.5.2　抗真菌薬は増えている　104

2.6　抗ウイルス薬　108

2.6.1　主な抗ウイルス薬　108

2.6.2　ヘルペスに効くもの　108

2.6.3　サイトメガロウイルスに効くもの　110

2.6.4　インフルエンザウイルスに効くもの　111

2.6.5　HIV（エイズの原因）に効くもの　112

2.6.6　B 型肝炎に効くもの　114

2.6.7　C 型肝炎に効くもの　115

2.6.8　その他　115

2.7　その他　116

　2.7.1　敗血症　116

　2.7.2　その他　117

2.8　抗菌薬適正使用　118

　2.8.1　抗菌薬適正使用はどのように行われているか　118

第3章　症候からアプローチする感染症　123

3.1　症候学的アプローチ　124

　3.1.1　発熱　124

　3.1.2　呼吸器症状　127

　3.1.3　腹部症状　128

　3.1.4　皮疹　129

　3.1.5　リンパ節腫脹　130

　3.1.6　関節症状　131

　3.1.7　痛み　132

3.2　臓器別感染症その1　134

　3.2.1　上気道感染症　134

　3.2.2　下気道感染症（肺炎含む）　135

　3.2.3　尿路感染症　136

　3.2.4　腹部感染症
　　　　　（腹腔内，肝胆膵，脾臓，虫垂炎，憩室炎，盲腸炎）　136

　3.2.5　下痢症　137

　3.2.6　皮膚軟部組織感染症　138

3.3　臓器別感染症その2　139

　3.3.1　心血管系感染症　139

　3.3.2　中枢神経系感染症　140

　3.3.3　骨関節感染症　140

　3.3.4　性感染症，生殖器の感染症　141

　3.3.5　眼感染症　142

第4章 微生物からアプローチする感染症 145

4.1 微生物学基本 146

4.1.1 細菌感染症の基本 149

4.1.2 どうやって勉強するか 150

4.2 グラム陽性菌 152

4.2.1 A群溶連菌 152

4.2.2 肺炎球菌 153

4.2.3 腸球菌 154

4.2.4 黄色ブドウ球菌 155

4.2.5 グラム陽性桿菌 156

4.3 グラム陰性菌 158

4.3.1 大腸菌 158

4.3.2 腸内細菌科 158

4.3.3 カンピロバクター，赤痢菌，エルシニア，ビブリオ，そしてサルモネラ 159

4.3.4 ヘリコバクター 162

4.3.5 緑膿菌 162

4.3.6 ヘモフィルス 164

4.3.7 グラム陰性球菌 165

4.3.8 その他のグラム陰性菌 166

4.4 嫌気性菌 167

4.5 グラム染色で分けられない細菌 169

4.5.1 クラミジア，クラミドフィラ，マイコプラズマ，ウレアプラズマ 169

4.5.2 リケッチアとその類縁 170

4.5.3 スピロヘータとその類縁 171

4.5.4 結核菌と抗酸菌 172

4.5.5 ノカルジアなど，その他の細菌 173

4.6 ウイルス 174

4.6.1 HIV感染，エイズ 174

4.6.2 ヘルペスウイルス 175

4.6.3 肝炎ウイルス 176

4.6.4 下痢原性ウイルス 178

4.6.5 フラビウイルス 179

4.6.6 インフルエンザウイルス，その他の呼吸器系ウイルス　180

4.6.7 麻疹，風疹，ムンプス　180

4.6.8 ウイルス性出血熱　185

4.6.9 その他のウイルス　185

4.6.10 プリオン　186

4.7 真菌　187

4.7.1 カンジダ　187

4.7.2 アスペルギルス　188

4.7.3 クリプトコッカスと二相性真菌　189

4.7.4 ニューモシスチス　190

4.7.5 その他の真菌　190

4.8 原虫　191

4.8.1 マラリア　191

4.8.2 赤痢アメーバ　192

4.8.3 その他の原虫　192

4.9 蠕虫　193

4.9.1 線虫の仲間　193

4.9.2 条虫の仲間　194

4.9.3 吸虫の仲間　194

4.10 その他の微生物　195

4.10.1 疥癬　195

第5章 特別な問題　199

5.1 院内感染　200

5.1.1 どのような感染があるか　201

5.1.2 サーベイランス　205

5.1.3 アウトブレイクとその調査　207

5.1.4 標準予防策，個人用防護具，そして隔離　208

5.2 予防接種　212

5.2.1 どのような予防接種があるか　212

5.3 その他　215

5.3.1 バイオテロとは何か　215

5.3.2　人獣共通感染症　215

5.3.3　旅行医学とは　217

参考文献　221

おわりに　222

索　引　223

column 一覧

見舞いに花を持っていってよいか　37

新薬のほうがよいのか　66

適正な抗菌薬使用とは　121

日本の医者はなぜ感染症を診断しないのか　142

微生物の名前はなんでこんなにコロコロ変わるのか　196

日本の感染症界に未来はあるか　219

An Illustrated Guide to Infectious Diseases

第 **1** 章

感染症の全体像

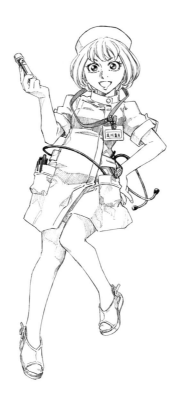

1.1 感染症とは何か

そもそも論から考える

はい，まずは「そもそも」論ですね．感染症とはいったいなんでしょうか．

感染症とは，微生物が原因となる病気の一群のことです．微生物がいなければ，感染症は絶対に起きません．そこが，糖尿病とか，脳卒中とか，痛風とか，他のいろいろな病気との決定的な違いです．

けれど，微生物が人にくっついている「だけ」では感染症とは呼びません．

というか，微生物って人体にくっつきまくっているのです．一見きれいな（？）皆さんの顔も，手のひらも，口の中も，腸の中も，女性でしたら膣の中も微生物でいっぱいです．これらの微生物はあなたと共生しており，むしろあなたの体に利益を提供してくれています．腸の細菌は食物を分解し，栄養の吸収を助けています．膣内の細菌は環境を酸性に保つことで外敵から身を守っています．ま，微生物側としても，周りと仲良くやっていったほうが楽なんです（たぶん）．

風邪を引いたりして抗生物質を飲むと（この是非については後述），お腹を壊す人がいます．抗生物質は外敵だけでなく，人に利益を与えている腸内細菌も平等に殺してしまいます．だから，抗生物質により腸内の細菌叢（腸管内に「住んでいる」いろいろな細菌の群れのこと）が乱れてしまい，下痢をしてしまうのです．また，女性が抗生物質を飲むと陰部が痒くなることがあります．膣内の細菌が死滅し，カンジダという「カビ」が増えてカンジダ膣症を起こしてしまうからです．

このように，人間は「普段は」微生物と仲良くやっており，その微生物がいなくなるとかえって病気になったりします．

微生物がなければ感染症は起きません．しかし，微生物が人間にくっついているだけでは感染症ではありません．その微生物が人間に害を与えたとき，はじめて「感染症」と呼びます．

感染症の「症」という漢字はヤマイダレがついていて，「病気」を意味するんですね．症はもともと「證」という字で，病気の徴候，「しるし」のことだったのですが，その音を残しながら「病気」の意味を加えて「症」となったのです（新漢語林MX大修館書店より）．人間が「熱があってつらいな」とか「あの人は腕が真っ赤に腫れているな」とその「しるし」を観察することで，それを「病気」と認識したのです．

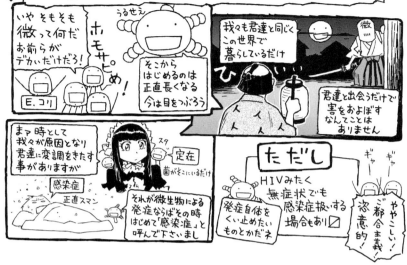

図1.1 微生物と感染症は同義ではない

　さて，ぼくは冒頭から，なんでこんなに「面倒くさい」説明をしているのでしょう．
　それは「感染症」はあくまで微生物が原因として起きる「しるし」のことであり，微生物「そのもの」が感染症ではないんですよ，ということをお伝えしたいからなのです（**図1.1**）．「当たり前やん」とお考えの方もいるかもしれませんが，わりとこのへんでコンガラガッテしまうことは多いのです．
　ちなみに，最近ではこの「しるし」の概念も変化しています．検査技術が進歩したからで，人間は全然つらくなくても，また体に異常が（眼で見て）観察できなくても検査によって「人間への害」が検出されることもあります．見た目元気なのに肝臓機能を検査すると異常だったり（慢性B型肝炎，C型肝炎など），ヘルパーT細胞という免疫細胞が減っていたり（HIV感染症）．ヤヤコチイですね．

1.1.1　微生物は「どこからか」やってくる

　感染症を起こすには微生物が必要です．では，その微生物はどこからやってくるのでしょう．
　それは，「どこかから」やってくるのです．
　「はあ？」と思われた方もいるかもしれません．もう少し詳しく説明しましょう．
　微生物は「どこかから」やってきます．つまり，あるところに「無」から自然発生す

ることはない，ということです．

「ウジが湧く」という言葉があります．ハエの幼虫がウジですが，ウジは実際には「湧いて出たり」はしません．ハエがどこかに卵を産み，その卵が孵ってウジになるのです．つまり，ウジは「どこかから」やってくるのです．ハエを介して．

微生物も同じで，なにもないところからばい菌が「湧く」ということはないのです．どこからか，何かを介してやってきます．そして我々人体にくっつくのです．そうしなければ感染症は成立し得ません．

このことを最初に示したのが，微生物学の巨人，フランスのルイ・パスツール（1822-1895）でした．彼は，首がクネクネと白鳥の首のように曲がったフラスコを作り，中に肉汁を入れました．それを煮沸し，「微生物ゼロ」の状態にします．もし，微生物が「湧いて出る」，つまり「自然発生」するのなら，肉汁は腐るでしょう（「腐る」という現象は微生物が原因なのです）．フラスコの首はクネクネ曲がっているので，外から微生物は入って来られません．果たして，このフラスコの中にある肉汁は腐りませんでした．微生物は「どこかから」「何かを介して」やってくる必要があり，そうしなければ感染は成立しないのです（**図1.2**）．

この知識は現在でも応用されています．瓶詰めや缶詰がそうです．密閉した瓶や缶を煮沸し，外との交通を遮断してしまえば，中の食べ物は腐りません．ぼくらがラッキョウの瓶詰めやサバの味噌煮の缶詰を楽しむことができるのも，パスツールさんのおかげなのです．

ちなみに，「腐る」＝「腐敗」と「発酵」という言葉があります．両者ともに微生物が起こす化学反応をいいます．その違いはサイエンス＝科学とはなんも関係がなく，極めて人為的なもの．つまり，「人の役に立てば，発酵」「有害ならば，腐敗」です．分類って恣意的なのです（教科書にはもう少しややこしい説明がされていますが，本質的には「そういうこと」だとぼくは思います）．

さて，パスツールさんの発見は食品保存のみならず，医学にも大きな貢献をしています．繰り返します．**微生物は「どこからか」「何かを介して」やってきます．つまり，その「何か」を遮断すれば，感染症は防止できるのです．**

微生物が人間にくっつくまでの道，これをぼくらは「感染経路」と呼びます．感染経路はいくつかありますが，だいたいパターンが決まっています．

例えば，マラリア．これはマラリア原虫という微生物が原因の病気ですが，蚊を介して感染します．人が蚊に刺されたとき，マラリア原虫が人に感染し，マラリアを発症する，というわけです．したがって，マラリア対策は「蚊に刺されない」ことであり，殺虫剤や虫除け，蚊帳の活用，肌を露出しない，ボウフラ（蚊の幼虫）のたまる水たまりを作らない，といった対策になります（**図1.3**）．

4 第1章 感染症の全体像

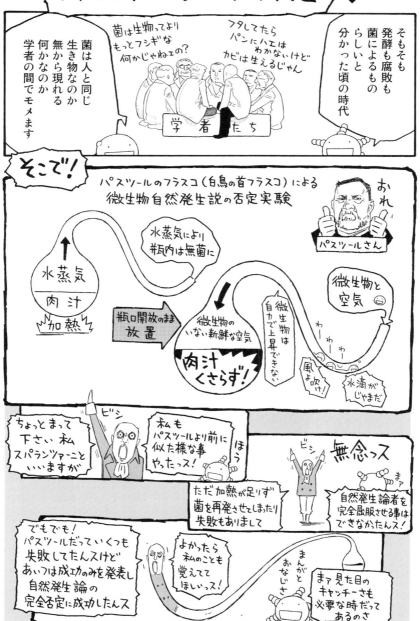

1.1 感染症とは何か

図1.3 感染経路がわかれば対策もとれる

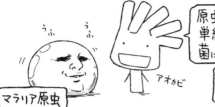

第1章 感染症の全体像

「感染経路」を遮断すること「そのもの」が感染症対策になるのです．

　同じように，「咳」や「くしゃみ」を介して感染するインフルエンザでは，マスクとか「咳エチケット」（咳をするとき衣服や腕で口をふさいだり，顔をそむけたりすること）なんかが有効になります．「セックス」を介して感染する梅毒ならば，コンドームや，ムダなセックス（どんなセックスやねん）を回避することが予防になります．

　「感染経路を制するもの，感染症を制する」とは誰の言葉でしょう．ま，ぼくの言葉なんですけど，けっこう，大事なことだと思うんですね．

1.1.2 感染症の歴史

　感染症が「感染症」，つまり「微生物が原因となる病気」と認識されるようになったのはわりと最近の話です．昔は，感染症は感染症じゃなかったんです．

　例えば，マラリア．前述のように，現在ではマラリア原虫という微生物が蚊を介して感染する病気だと分かっていますが，昔の人はそんなことは知りませんでした．マラリアは熱帯地方に多い病気ですが，暑いところだとなんとなく空気がどんより感じられます．それで，「空気が悪くなるとマラリアになるんだ」と考えていました．マラリアとはイタリア語でmala aria，「悪い空気」という意味なのです．

　同じようにインフルエンザ．インフルエンザも現在ではウイルスという微生物が起こす感染症だと分かっていますが，昔の人は「天体の動きの影響」が病気の流行を起こすと考えていました．インフルエンザはイタリア語でinfluentia，つまり「影響」という意味なんです．なんかイタリア語ばっかですが．

　昔の人って迷信ばっかり信じて…，なんて笑ってはいられません．1981年にエイズという病気が見つかります．HIVというウイルスによる感染症ですが，当初，男性同性愛者に患者が多く，「神の罰」だと主張する人もいました（ローマ・カトリック教会などでは同性愛は「罪深き行為」と認識されているからです）．

　そもそも，「微生物が感染症の原因である」という前提が，昔には存在しなかったのです．昔は世の中に「微生物」という概念があることすら，知られていなかったのですから．「いわゆる」微生物は肉眼では見えませんから，その存在が知られていなかったのは，当時としてはむしろ当然なのかもしれません．

　微生物の存在が確認されるに至り，事態は大きく変化しました．

　これをやったのがレーウェンフック（1632-1723）です．彼はオランダのデルフト出身です．画家のフェルメールと同郷・同時代人です．フェルメールは寡作の人で，今でも三十数点しか作品が残っていません（どれも素敵な絵です）．そのうち「天文学者」のような人物画はレーウェンフックがモデルという説があります．

　さて，レーウェンフックはレンズを磨いて光学顕微鏡を開発し，たくさんの「眼に

1.1　感染症とは何か　7

見えない」微生物を観察し，スケッチしたのです．微生物の存在が我々に認識される
ようになりました．

　次いで，ドイツのロベルト・コッホ（1843-1910）が炭疽菌という微生物を用いて
動物実験をしました．炭疽という病気は皮膚が真っ黒になったり呼吸ができなくなっ
たりする恐ろしい病気です．炭疽の患畜（動物の患者）からコッホは炭疽菌を取り出
し，それを健康な動物に感染させると，やはり炭疽を発症しました．その発症患畜か
ら，さらに炭疽菌を分離しました．「ここまでやれば，炭疽菌が炭疽の原因でいいや
ろ」とコッホは考えたのです．これが有名な「コッホの原則」です．微生物こそが感
染症の原因であると初めて突き止めたのです．19世紀も後半のことでした（**図1.4**）．

　その後，電子顕微鏡や遺伝子検査など，科学技術の進歩のおかげでたくさんの病原
微生物が感染症患者から見つかるようになりました．それは「現象」＝「コト」であっ
た感染症の微生物化，「モノ」化をも意味していたのです．

1.1.3 感染症の「モノ」と「コト」

　感染症の「正体」について，もう少し考えてみましょう．ヤヤコチイ話ばかりです
みません．

　感染症の原因は，しつこいですが，微生物です．いってみれば，微生物は物体，
「モノ」です．

　しかし，微生物は感染症の原因ではありますが，感染症「そのもの」ではありませ
ん．感染症は，人に起きる熱とか，咳とか，皮膚のぶつぶつとか，そういった「現
象」，すなわち「コト」になります．

　「モノ」と「コト」とは，きっちり区別を付けなければなりません．両者は違うも
のなんです．

　しかし，レーウェンフック→コッホの流れで「コト」の原因たる「モノ」を突き止
めた19世紀から20世紀にかけて，「モノ」と「コト」との違いはファジーなものでし
た．というか，両者を区別する必然性もあまりありませんでした．

　なぜなら，炭疽の原因は炭疽菌であり，マラリアの原因はマラリア原虫であり，結
核の原因は結核菌であり，両者は1対1の関係であったからです．結核対策を結核菌
対策と呼んでもなんら問題はなかったわけです．そんなわけで，マラリア対策の専門
家はマラリア原虫の専門家であり，結核対策の専門家は結核菌の専門家でした．感染
症学＝微生物学だったのです（**図1.5**）．

8　　第1章　感染症の全体像

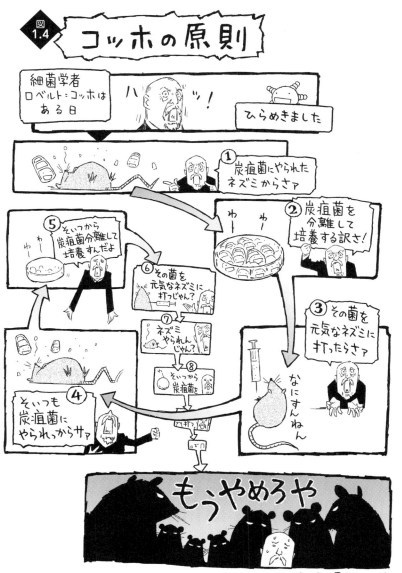

1.1 感染症とは何か

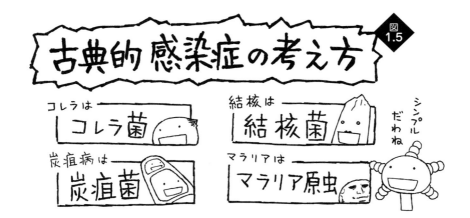

「だった」と過去形で書きました．21世紀の現在，様相は大きく変わりつつあります．

世界で「だいたい」100万人の命を毎年奪う重要な感染症があります．古典的には3つで，それは「マラリア」「結核」，そして「エイズ」です．世界三大感染症といえばこの3つなのですが，実はこの3つ以外にも毎年100万人以上の命を奪っている重要な感染症が2つあることが近年注目されています．

それは，「下気道感染症」と「下痢症」です．

世界保健機関（WHO）によると，2012年に下気道感染で310万人が，下痢症で150万人が命を失っています．エイズが150万人，結核とマラリアは近年対策のおかげで100万人をきり，（喜ばしくも）世界の死因トップ10のランク外になりました（http://www.who.int/mediacentre/factsheets/fs310/en/　閲覧日2014年9月13日）．

下気道感染症とは，ここではぶっちゃけ「肺炎」と言い切ってよいです．肺炎と下痢が大きな死亡の原因となっているのです．

では，「肺炎」の対策はどの菌が専門の微生物学者にお願いすればよいのでしょうか．「下痢症」ではどうでしょう．

肺炎の原因微生物は多種多様です．多いものでは，肺炎球菌，インフルエンザ菌（インフルエンザウイルスにあらず！ヤヤコチイ！），モラキセラ，マイコプラズマ，レジオネラなどの細菌，インフルエンザウイルス，ヒトメタニューモウイルスなどのウイルス，アスペルギルスやニューモシスチスなどの真菌など，たくさんの微生物が「肺炎」を起こします．過敏性肺臓炎のように「アレルギー」で肺炎を起こすこともありますし，いわゆる「リウマチ」のような膠原病の一亜型として間質性肺炎という病気になることもあります．感染症じゃないこともあるのです．

下痢症も同様です．サルモネラ，赤痢菌，カンピロバクター，エルシニアなどの細

菌，ノロウイルス，ロタウイルスなどのウイルス，アメーバのような原虫とこれまた多種多様．安倍総理（原稿執筆時点）がお持ちの「炎症性腸疾患」は感染症ではない下痢の原因です．

このように「現象」「コト」である「肺炎」「下痢」には1対1で対応できる「モノ」＝「微生物」が相応（そうおう）しないのです．「肺炎」に相応する1つの微生物なんてありえないからです（いくつもありますから）．

したがって，「モノ」と「コト」をごちゃごちゃにして話をすると大いに混乱します．コッホの時代とは違うのです（**図1.6**）．

逆の方面からも考えてみましょう．インフルエンザはもともと「現象」でした．この話はしましたね．で，1930年代にインフルエンザウイルスがその原因だと分かり，「モノ」としてのインフルエンザの概念ができました．

インフルエンザは冬に流行する，高い熱が出る，喉（のど）が痛くなる，身体の節々（ふしぶし）が痛くなる，寒気がする，だるい，動けない，4，5日ぐったっと休んでいたら，だんだん元気になってきて完全回復…，「そういう病気」です．現象としてのインフルエンザはそうなのです．

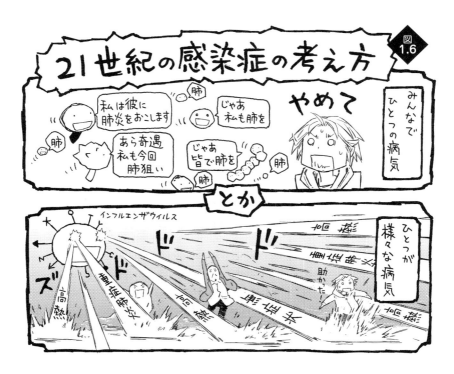

1.1 感染症とは何か

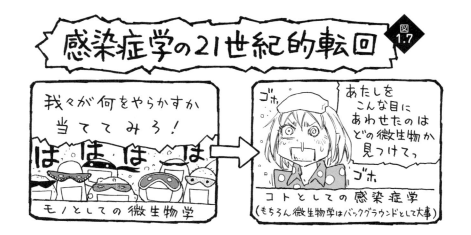

図1.7 感染症学の21世紀的転回

　ところが，近年のウイルス検査の普及に伴い，「夏場」でも「微熱」でも，インフルエンザウイルスがけっこう見つかることが分かってきました．いやいや，実は全然症状のない人でもインフルエンザウイルスに感染していた（こういうのを「不顕性感染」といいます），という事例もわりと多いことが分かってきました．古典的な「現象」を伴わなくても，そこに「モノ」＝ウイルスはいるのでした．

　しかも，古典的な熱，喉が痛い，身体が痛い，寒気，のコテコテな症状を持っていても，実は違う病原体が原因のこともあることが分かってきました．RSウイルスとか，パラインフルエンザウイルスとか，違うウイルスがそこでは原因だったのです．

　ここでも，「モノ」と「コト」は1対1対応せず，「ずれている」のです．というわけで，**21世紀の感染症の考え方は，「モノ」と「コト」を混同するのではなく，両者の「ずれ」に配慮しながら考える，**というやり方でなくてはいけません．そこで，古典的な微生物学だけでなく，「臨床微生物学」とか「感染症学」という異なる学問（かぶっているところも多いけど）が必要になってきたのです（**図1.7**）．

1.1.4 では「現象」はどうやってみるのか

　さて，実際に感染症を診療していくときの話に移りましょう．大事なのは「現象」＝「コト」からアプローチすることです．

　「おれ，最近肺炎球菌に感染してるんっすよ」と受診してくる患者はいません．受診してくるときは，たいてい「現象」からです．いわく，「熱が出ました」「咳が出ています」「だるいです」などなど，すべて「現象」なのです．もちろん，「インターネットで緑膿菌が怖いと出ていたんですが，私の咽には緑膿菌がついているような気がし

ます」的な主訴（主な訴え）の患者もいるんですけどね.

いずれにしても, スタート地点は常に「現象」です. 微生物ではありません.

さて,「感染症」を示唆する現象はたいてい「炎症」です. 炎症とは熱くて, 腫れてて, 赤くて, 痛い…, そういう現象です.

ただし, 炎症が起きていても感染症でないこともあります. 例えば, 関節リウマチのような自己免疫疾患でも炎症が起きます.「がん」でも熱が出ることがあり, 炎症のように見えることがあります. 痛風のような結晶を作る病気, 薬剤熱のような薬の副作用, 血栓症のような血が詰まる病気でも炎症が起きることもあります. 炎症「だけ」を観察して, じつは, 抗菌薬を使ってしまう医者は多いんです.

炎症を観察する方法はいろいろありますが, 日本の医者は特に血液検査を使うことが多いです. そのとき, 白血球数やCRP（C反応性タンパク）と呼ばれる炎症マーカーを用います. けれど, 白血球やCRPが異常値でも, それが「感染症である」という保証はどこにもないのです.

また, 炎症が起きていなくても感染症のこともあります. 典型的には神経に作用する毒を細菌が作る場合です. 破傷風, ボツリヌス症なんかがこれにあたります. 破傷風は *Clostridium tetani* という細菌が作る毒が, ボツリヌス症は *Clostridium botulinum* という細菌が作る毒が原因になります. 前者は筋肉の過剰な収縮が起きて身体がガチガチになる病気, 後者は筋肉が完全にだらりとして身体がクタクタになってしまう病気です. 両者において炎症は起きません. 当然, 熱もありません. 感染症らしく見えないこともあり, しばしば見逃されているのです.

1.1.5 感染臓器に注目する

現象に注目したあとは,「感染臓器」に注目しましょう.

臓器というのは, 心臓とか肝臓とか脳とかいう「あれ」です. 通常, 感染症では微生物が特定の臓器に病気を起こします. 微生物だけでなく, その場所（トポロジー）も大切なのです.

熱そのものは感染臓器を教えてくれません. 肺炎でも尿路感染でも熱の出方は似たようなものです.「だるさ」「食欲不振」みたいな非特異的な症状も同様です. こういう情報は「感染臓器」を教えてくれないのです. そこで,「熱」「全身倦怠感」以外の症状を用いる必要があります.

肺炎は肺に炎症を, 尿路感染は尿路（膀胱とか腎臓とか）に炎症を起こします. 抗菌薬の多くは口から飲んだり, 点滴で静脈内に注射するから全身に回りそうなもので,「どこ」に感染しているか, という情報（トポロジー）は一見, 関係なさそうに思えます.

1.1 感染症とは何か | 13

しかし，これが大ありなのです．

まずは第一の理由．感染臓器によって微生物にだいたい「あたり」をつけることができます．市中肺炎の原因は肺炎球菌とかインフルエンザ菌（インフルエンザ桿菌とも呼ぶ）とかです．大腸菌が市中肺炎を起こすことはまれです．逆に，尿路感染の原因は大多数が大腸菌で，肺炎球菌やインフルエンザ菌が尿路感染を起こすことは，まずありません．古典的（19世紀，20世紀的）な「肺炎」＝「1つの微生物」という1対1対応は存在しません．しかし，逆説的ですが，トポロジー（場）と微生物の間にはゆるやかな関係性はあるのです．これを把握すること，肺炎患者の向こうに肺炎球菌やインフルエンザ菌の存在を想定することが，診療上とても重要になるんですね．

第二に，抗菌薬です．確かに，口から飲んだり点滴で注射した抗菌薬は「原則」全身に回っていきます．逆に，ピンポイントで用いる抗菌薬もあります．眼の感染症に点眼薬を使ったり，皮膚の感染症に軟膏を使ったり，というやつです．でも，感染症診療においては，「普通」用いられるのは経口あるいは点滴治療の「全身投与」です．

しかしながら，「原則」には必ず「例外」が存在します．一般に全身に回っていく抗菌薬にも，回りにくい部位があるのです．特に問題になりやすいのが「脳」（中枢神経），「眼」，そして「前立腺」（男性の膀胱とペニスの間にある）です．こうした臓器に抗菌薬が届く度合いを「移行性」と呼びます．例えばセファゾリンという抗菌薬は「脳」への移行性が悪く，髄膜炎のような「頭の感染症」には使えないのです．

第三に，感染臓器と治療期間の関係です．例えば，市中肺炎の治療は「だいたい」1週間前後です．しかし，心臓の感染症（心内膜炎）だとそのような短い治療では治癒する可能性が低く，再発しやすいです．そこで，4週間とかそれ以上の「長期間の治療」が必要になります．よく，専門家の間でも「抗菌薬は短く使うか，長く使うか」という命題で議論されることがありますが，それは「どの」感染症の話をしているかによって決まるのです．

この意味するところはとても重要です．もし目の前の患者が心内膜炎を起こしているのに，主治医がそれを「肺炎」と勘違いしていたら，治療はうまくいかない可能性が高いですから．

実は長い間，日本の医者は「感染臓器」に無関心でした．理由はたくさんあります．

1つには，日本の「感染症専門家」は長らく「微生物専門家」であり，実際には患者を見ない基礎医学の専門家であったためです．「モノ」の知識だけで，「コト」を扱っていたのです．さらに，日本の医学は臓器別に分断され縦割りになった「医局制度」をとっており，「自分の臓器」以外になんら関心がなかったこともあります．でも，脳腫瘍の患者だって手術の後で肺炎や尿路感染を起こすのです．「脳」だけ見てい

14　第1章　感染症の全体像

ても優秀な脳外科医にはなれませんが，長い間日本は「そういう感じ」だったんです．

　さらに，日本においては伝統的に3つのパラメーターを用いて感染症を診断，吟味していました．それが体温（熱），白血球数，そしてCRP（C反応性タンパク）です．感染症が発症すると典型的にこの3つが異常値となるのです．けれども，少し考えてみれば分かることなんですが，この3つをいくら吟味したところで感染臓器も原因微生物も分からないのです．熱，白血球，CRPを重視し過ぎて感染臓器や原因微生物を無視する診療．これは，いまだに日本の医療現場に色濃く残っています，残念ながら．

　感染臓器の特定は，患者との会話（問診），身体診察，そして血液検査や画像検査を組み合わせて行います．「咳をしている」といえば，気道感染症（肺炎とか）を示唆しますし，触診で腎臓あたりに痛みがあれば（背中の真ん中辺り，左右に2つ腎臓はある），尿路感染が示唆されます．血液検査で肝機能異常があれば肝炎や胆管炎の可能性が高まりますし，CTで頭に膿瘍を見つければ，これは脳膿瘍という診断となります．

　とはいえ，そうすんなりいかないことも多いのが臨床現場の難しいところ．高齢者の尿路感染の主訴はしばしば「意識障害」で頭（脳）の病気と間違えられます．心内膜炎で心臓の弁が破壊されると肺水腫の原因となり，胸を聴診すると肺炎のような異常音（クラックルと呼びます）が聞こえます．肺炎が重症化して「重症敗血症」と呼ばれる状態になると，しばしば肝機能が悪くなり，「むむ，肝炎か」と勘違いされます．画像では脳膿瘍だと思っていたら，実はリンパ腫（悪性疾患）だったりすることもあります．「実際に起きている現象」と「表面的に観察される表象」に微妙なズレが生じているのです．このことに気をつけていないと，とんだところで足元をすくわれるのです．

1.1　感染症とは何か　　15

1.2 臨床微生物学とは何か

なんで「臨床」ってついてるの？

さて，では「臨床微生物学」について簡単に触れておきましょう．要するに，病院など医療に「役に立つ」ためにあるのが臨床微生物学で，そこには「役に立つ」という恣意性が生じます．そこが純粋学問とはちょっと違うところです．まあ，医学全体が「人の役に立つ」ことを目的にしていまして，いくら学問的に未知な領域でも，「人をセスナ機に吊るして空を飛んだらどうなるか」みたいな実験はやってはいけないのです，この領域では（こういう人体実験をやっていたのが第二次世界大戦中のナチス・ドイツや日本の731部隊で，その大反省を受けて世界の医療倫理は整備されてきたのです）．

微生物は人間の眼で見ることができない生物を指しました．しかし，臨床医学においては「眼に見える」生物であっても感染症と扱ったほうが便利，という「例外」も存在します．

例えば，条虫がそうです．条虫は「じょうちゅう」と呼びますが，いわゆる「サナダムシ」のことです．例えば日本でよく見つかる日本海裂頭条虫では，幅が1cm程度，長さは10mに至ることもあります．もちろん，肉眼でモロに見えます．白っぽくてピラピラした巻尺，キシメンみたいな形をしていて，これが患者のお尻からにゅーっと出てくるのです（食事中の方はごめんなさい）．「サナダムシ」と呼ばれるのは真田家で鎧などを結ぶとき使っていた平たい紐，「真田紐」に形が似ているからです．ちなみに条虫は英語でも tapeworm，テープの虫といいます．ちなみにちなみに，「条」とは「枝」とか「すじ」という意味です．

このように，臨床微生物学においては「例外」が数多く存在します．「臨床」とはベッドサイドのことで，患者さんを治療することを目的とした学問です．要は「役に立てばよい」という実利的な学問なので，原理原則よりも実利を重んじるんですね．

1.2.1 微生物の分類

さて，臨床微生物学的に微生物を分類すると大きく次のように分けられます（**図1.8**）．これは「小さいもの」ものから「大きいもの」に分けていくやり方で，覚えやすくて便利です．

16 　第1章　感染症の全体像

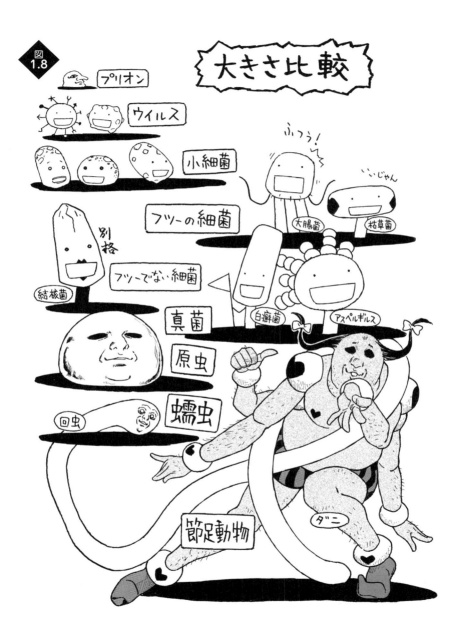

1.2 臨床微生物学とは何か

微生物の「臨床的」分類（小さいもの順）（図1.8）

プリオン

ウイルス

細胞内寄生性の「小さな」細菌（リケッチア，マイコプラズマなど）

普通の細菌（グラム陽性菌，グラム陰性菌，嫌気性菌）

普通じゃない細菌（抗酸菌，ノカルジア，アクチノミセス，スピロヘータなど）

真菌（酵母菌，糸状菌）

原虫

蠕虫

節足動物（ダニ，昆虫など）

　まあ，こんな感じです．耳慣れない言葉がたくさん出てきましたが，大丈夫．少しずつ説明していきます．

　上の分類はまさに「臨床的」．実際の検査の仕方や患者の症状，治療方法に合わせて分かりやすく分類しています．ちなみに節足動物ですが，これは「感染症」に分類されたりされなかったりします．例えば，「疥癬」という病気はヒゼンダニというダニによる病気ですが，「感染症」に分類されることが多いです．しかし，蚊や蜘蛛に刺されたりするのは一般に「感染症」ではなく，どちらかというと毒物学（toxicology）の領域に分類されることが多いです．このへんも担当分野の違いというか，実利性で分けているのであまり深刻に考えないでください．

　「科学とは分類である」というとちょっと言い過ぎかもしれませんが，まあ当たらずといえども遠からず，です．そしてその「分類」という営為はわりと恣意的に行われている．こう看破したのは構造主義の創始者たる，言語学者のフェルディナン・ド・ソシュール（1857-1913）でした．臨床微生物学ってわりと構造主義的なんです．

1.2.2 微生物検査の実際

　病院には微生物検査室があります．最近の，資本主義，効率主義の台頭により，検査をアウトソーシングする（外注）傾向が日本でもアメリカでもありますが，あまりよくない傾向だと思います．その理由をここで説明します．

　感染症を起こす微生物は，上記のようにたくさんあります．でも，「臨床」現場では，そのターゲットはほとんど「細菌」になります．その理由は，シンプルに「細菌感染症が多いから」というのがあります．条虫感染症は途上国では多いですが，先進国日本では，ぼくらのような専門家ですら年に数例しか見ません．それと，細菌を見つける検査はたくさんありますが（後述），ウイルスを見つける検査はあまりありませ

18　第1章　感染症の全体像

ん．インフルエンザやHIVなどは調べられますが，例えばよくある「風邪」の原因ウイルスの検査すら臨床現場にはないのです．最後に，細菌感染症には治療薬，つまり抗菌薬がありますから，検査のやりがいがあるのです．黄色ブドウ球菌と緑膿菌では治療薬が違うのです．でも，風邪の原因がライノウイルスでもコロナウイルスでも，ぶっちゃけ治療方法は変わりません（自然に治るまで症状をおさえる治療をするだけ）．

というわけで，病院の微生物検査室は大部分が「細菌検査」です（図1.9）．「細菌検査室」という名前のところも多いです．

さて，感染症疑いの患者さんが出現すると，感染のありそうな場所（感染部位と呼びます）からサンプルをとります．これを「検体」と呼びます．

検体提出には気を使わなければなりません．例えば，嫌気性菌といってその名のとおり，空気が嫌いな菌がいます．こういう微生物を扱うときは，空気のない容器にサンプルを入れて検査室に送らなければ，検査の前に菌はみんな死んでしまいます．また，菌によっては温度が大事なこともあり，検査室に送る前に冷蔵庫とかにサンプルを入れていると死んでしまう菌もいます．

そんなわけで，検体は適切な方法でできるだけ早く検査室に送らなければいけないのです．アウトソーシングが好ましくない理由の1つは，そのためです．

さて，送られてきた検体はまずグラム染色を行い，おおざっぱにどのようなタイプの細菌か「あたり」をつけます．次に培養検査を行いますが，これは細菌の増殖を待たねばならないので多くの場合数日かかります．培養検査では細菌の名前と抗菌薬の感受性（抗菌薬が効くかどうか）を判定します．また，これとは別に細菌の遺伝子検査（PCR（ポリメラーゼ連鎖反応））やタンパク質などを調べる抗原検査なども行うことができます．

こうして判明した細菌の情報（名前とか，感受性とか）は主治医のほうに報告されます．

しかしですね．検査にはものすごく重要な，すなわち人の生き死にに直結した結果もあれば，比較的のんびりしていて「後で分かればいいか」みたいな検査もあります．人の生き死にに直結した情報は単にカルテに記録したりしていてはいけませんから，直接電話します．例えば，血液から細菌が見つかったときはすぐに治療をしないと患者さんは死んでしまう可能性が高いです．こういうときは即時主治医に電話して，「おたくの患者さん，危ないですよ」と警告するのです．迅速に連絡する事象の基準は各検査室で決められており，「パニック値」と呼びます．

逆に，医者のほうも検査室に連絡することがあります．例えば，ブルセラ症という感染症があります．これをGoogleとかで検索すると，たくさん怪しいサイトが出て

1.2 臨床微生物学とは何か

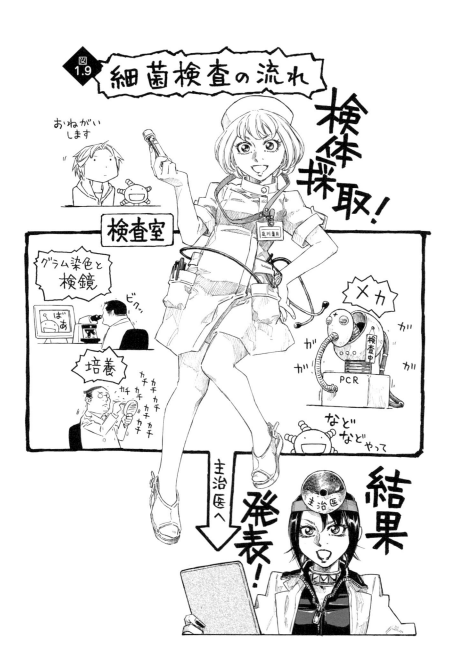

きて困るのですが，実は真面目な（？）感染症で，外国の牛や羊などから感染する重症感染症です．ところが，ブルセラという細菌は普通の培養ではなかなか生えてこないので，長い時間培養する必要があります．医師は「これはブルセラが疑わしい」と判断すれば，検査室に電話して「培養を長めにお願いします」とお願いしなくてはなりません．

つまり，**医者と検査室（検査技師さん）は密にコミュニケーションをとらねばならないのです．病棟と検査室のコミュニケーションがしっかりとれていないと，感染症の診断や治療はうまくいきません．**これは，「コト」と「モノ」をうまく橋渡しするという意味でもあります．

良好なコミュニケーションには「相手をよく知っている」ことが欠かせません．アウトソーシングで誰だか分からない相手に検査を外注してしまうことの問題点は，ここにもあるのです．

1.2.3 細菌の検査と分類

細菌を検査する方法は，大きく分けると3つです．すなわち，培養検査，グラム染色，そして「その他」です．

培養検査とは，前述のように感染臓器などから検体を採取し，培地上で微生物を単離することをいいます．微生物名や抗菌薬の感受性が分かり，原因微生物探しのスタンダードです．が，欠点もあって，時間や手間がかかり，即座に答えを教えてくれないのが問題です．

また，たとえ培養検査で微生物が見つかったとしても，それが感染症の原因とは限らないのも問題です．「モノ」＝「コト」とはいえないことも多いです．

間違えるパターンは基本2つ．感染臓器に微生物がいないのに，検体採取時に間違って紛れ込んでしまうことと，感染臓器に微生物はいるんだけど，その微生物は病気を起こしていないときです．前者の例としては，例えば血液の中に感染症があると考えて（血流感染），血液培養をします．注射針で採血をしますが，針は皮膚を貫いて血管に刺入れられます．血液培養のとき，皮膚の消毒もするんですけど，それでもときどき皮膚上の常在菌が混入します．この菌は血液の中にいないのに，血液培養から検出されます．こういう現象をコンタミネーション（汚染）といいます．

一方，そこに菌がいるのに，病気を起こしていないこともあります．典型的には糖尿病患者の尿培養です．糖尿病患者の膀胱内は細菌が増殖しやすいんです．けれど，菌はそこにいても病気を起こしていないことも多いんですね．これを無症候性細菌尿といいます．この場合，尿培養をすると，尿の中にある細菌が検出されるんですが，真の意味での感染症＝「現象」＝「コト」は起きていません．このように，病気を起

1.2 臨床微生物学とは何か　21

こしていない細菌が人体にいることをコロナイゼーション（定着）といいます．コンタミネーションとコロナイゼーションは「語呂」はちょっと似ていますが，まったく異なる現象です．前者は「ないのにある」話で，後者は「あるのにない」話なのです（**図1.10**）．

次に，グラム染色の話をします．グラム染色の「グラム」は人名です．グラム染色は，デンマークのハンス・グラム（1853-1938）が開発した細菌の染色法です．まあ，現在用いているグラム染色はグラムさんが開発したものとはちょっと違う，という意見もあるようですが，細かいことは気にしなくてかまいません．

グラム染色で検体を染めた後，光学顕微鏡（普通の顕微鏡）で見ると，青い菌と赤い菌が見えます．前者をグラム陽性菌，後者をグラム陰性菌といいます．それぞれ，形態から球菌と桿菌に分類されます．丸いのが球菌で細長いのが桿菌，桿とは「棒」のことです．これで，**色と形でグラム陽性球菌，グラム陽性桿菌，グラム陰性球菌，グラム陰性桿菌の4つのパターンが得られます**．ただ，臨床的に特に問題になるのは，グラム陽性球菌とグラム陰性桿菌の2つが大多数になります．

グラム染色の長所は迅速性です．検体採取後10分程度で結果を得ることができます．それと，培養検査に比べて特異度が高いのが特徴です．特異度が高いというのは，「見つければ，それが病気の証拠である可能性が高い」という意味です．思い出してください．培養検査はたとえ陽性でもコンタミネーションとかコロナイゼーションの問題があって，簡単に病気の原因と信じてはいけないのでした．ですから培養検査が陽性でも，その菌が感染症の原因とは断定できないことも多いです．でも，**グラム染色で原因菌と判断された場合は，その菌が原因である可能性はとても高いのです**．

ただし，グラム染色にも欠点は多いです（何にだって欠点はあります．Nobody is perfect. by ビリー・ワイルダー）．グラム染色は菌の「色（正確には染色性）」と「形」しか分かりませんから，菌名を正確に言い当てることは困難です．それに，抗菌薬の

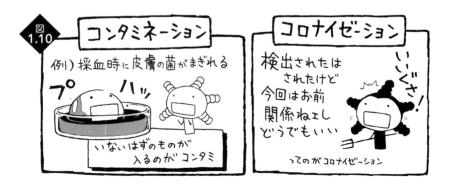

22 ｜ 第1章 感染症の全体像

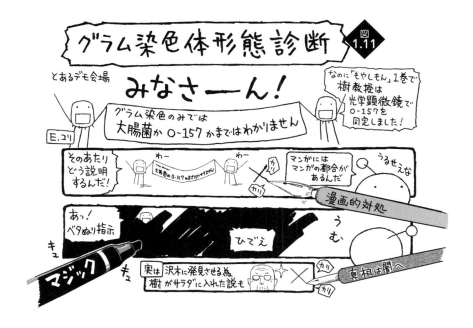

感受性はまったく分かりません．グラム染色の判定には「練度」も必要で，だれにでも簡単にできるというものではありません．

　グラム染色は基本的に形態診断なので，検査陽性か陰性か，という二元論が使えません（図1.11）．形態診断とは，例えばテレビで「タモリ」の顔を見てそれを「タモリ」と判断できる能力のことです．イエス・ノーの二元論やスコアリングでは判定できないのです．サングラスをかけているか？ イエス・ノーとか，唇の横径といった要素の数値化とかで「タモリ」を同定する人物はいないでしょう？「タモリ」を「タモリ」として全体から判断する，ゲシュタルト診断が必要になるのです．

　最後の「その他」の検査とは，微生物の抗原，抗体，遺伝子などを測定する方法です．それぞれの検査に異なる特徴があり，一般化はしづらいです．例えば，遺伝子検査の典型であるPCRがあります．「遺伝子検査」というと，非常に鋭敏なよい検査っぽい印象がありますね．一般論として，その印象は正しいです．でも，例えば結核菌のPCRは概して感度が低く，菌を見つけられない（偽陰性という）ことも多いです．「その他」の検査はそれぞれ個別に勉強するのが肝心なんですね．

　細菌の検査は，上記3つの検査の長所，欠点をよく理解して，これらを組み合わせて行っているのです．

1.3 微生物の病原性と，ホストの防御機構

何が「治る」「治らない」を決めるのか

さて，ここでガラッと話は変わります．感染症の「行く末」の話です．

感染症の行く末はおおざっぱにいうと2種類です．「治る」「治らない」です．「治らない」感染症の行く先は，たいてい「死亡」です．感染症は糖尿病とか高血圧と違い，「慢性化」することはまれです．まあ，例外としてHIV感染なんかは慢性化することはありますが．しかし，ほとんどの感染症は急性のもので，「治る」「治らない（で死ぬ）」のどちらかなのです．「どうもここ5年ばかり，インフルエンザを患ってまして…」，なんてことはないのです．

では，なにが感染症の「治る」「治らない」を規定するのでしょう．

運？　ま，それもあるでしょう．治療？　これも大いにあるでしょう（と，思いたい）．

もちろん，たくさんの要素が「治る」「治らない」を分けています．多くの事象は複雑で，シンプルに「これとあれ」とはいえないものですが，シンプルにモデル化するのは科学の基本なので，ここでは「そうはいっても」シンプルに2つの要素に分けてみたいと思います．それは，

微生物の病原性　と　ホストの防御機構

になります．この両者から考えてみると（実際にはそこまで話はシンプルではないにせよ），確かに理解は容易になります．

1.3.1 微生物の病原性

人間は基本的には微生物と共生しています．そういうとき，微生物は人間にとって脅威ではないのです．では，何が微生物を「脅威」にするのでしょう．

1つは微生物の病原性（英語ではvirulence，ビルレンスといいます）．そしてもう1つは次項で説明するホストの防御機構．両者の関係性によって，その微生物の「脅威の度合い」が決まります．

病原性の強さはさまざまな要素が決めています．例えば，肺炎球菌（*Streptococcus pneumoniae*）．この菌は肺炎とか髄膜炎といったいろいろな病気を起こすことで知られていますが，病原性の強い肺炎球菌とそうでないものがあります．

肺炎球菌の場合，その「強さ」を決めている最大の要素は莢膜（きょうまく）の存在です．莢膜とは菌の周りを覆っているカプセルのようなものです（**図1.12**）．莢膜がある肺炎球菌だと，抗体や補体といった防御機構に抵抗性を持ち，好中球やマクロファージといった細胞に貪食（どんしょく）されにくくなるのです（詳しくは『休み時間の免疫学』（講談社）をご覧ください）．免疫がうまく機能しないため，感染が進行してこれを防御できなくなってしまうのですね．逆に莢膜を持たない菌だと簡単に貪食されてしまうため，感染症は進行しにくいのです．

　大腸菌（*Escherichia coli*）という菌がいます．多くは腸内に定着しており，人に病気を起こしませんが，毒素を作る大腸菌は病原性を持ちます．その毒素の中でも，特にベロ毒素と呼ばれる毒素を作る腸管出血性大腸菌（EHEC）はもっとも病原性が強く，真っ赤な血の出る出血性の下痢症や致死率の高い溶血性尿毒症症候群（HUS）と呼ばれる病気の原因になったりします（**図1.12**）．

　コッホが実験に用いた炭疽菌（*Bacillus anthracis*）．炭疽も致死率の高い怖い感染症ですが，その病原性の秘密は浮腫因子と致死因子と呼ばれる毒素にあり，前者は病変に浮腫（水ぶくれ）を起こし，後者は人間のシグナル分子に作用し，最終的に人の

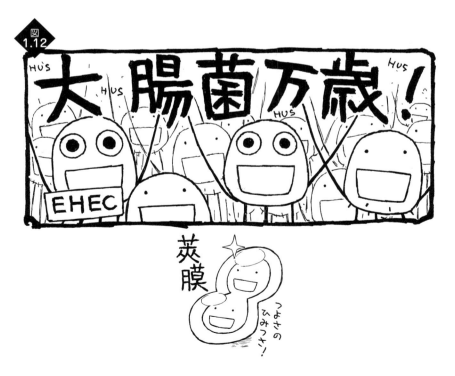

1.3　微生物の病原性と，ホストの防御機構

細胞を死に至らしめる酵素です（この死のことをアポトーシスといいます）.

あるいはエルシニア（*Yersinia*）と呼ばれる菌がいます. 腸炎の原因になり, 特に右の下腹が痛くなり, 虫垂炎（いわゆる「盲腸」）と間違えやすいのが特徴ですが, この病原性は付着因子と呼ばれる物質によります. これは人間の腸管粘膜にくっついて離れなくなるための因子であり, この「くっつきやすさ」「離れにくさ」が病原性を担保しています.

このように, 純粋微生物学的には「病原性」を担保する要素は多種多様です. そして臨床的にはシンプルに, それは「患者が死にやすい」という現象として表象されるのです.

ちなみに, ベロ毒素（verotoxin）は, ベロ細胞という培養細胞にて見つかったから命名されました. 志賀様毒素（Shiga-like toxin）とも呼ばれ, 赤痢菌の作るシガトキシンの一種と同一のものです. 赤痢菌を発見したのは志賀潔（1871-1957）. 英語で赤痢菌はShigellaといいます. なんか名前の付け方がアレですが.

1.3.2 ホスト（宿主）の防御機構

宿主は「しゅくしゅ」と読みます. ホストは,「あの」ホストのことではなく, まあ臨床医学的には人間のことです.

感染症は微生物の要素だけで決まるわけではありません. 感染を受ける人間の状態も非常に重要です. だから, 臨床医学的には「患者はどういう患者か」という情報がとても大事になります. 検査室で菌だけ見ていても, 感染症とは対峙できないのですね.

ホストの防御機構は「免疫機構」と言い換えることができます. というわけで, 詳しくは『休み時間の免疫学』（講談社）をご覧頂きたいのですが, ここでは簡単に.

自然免疫（innate immunity）

近年急速に研究が進んでいる領域がこの自然免疫. 古典的な獲得免疫が特定の病原体「だけ」をターゲットに戦う麻薬Gメン的なスペシャリストなのに対して, 自然免疫は「誰でも」相手にするジェネラリストで, 交番のおまわりさん的存在です（その分, その防御能はそれほど強くありません）.

この自然免疫にかかわるペプチドがたくさん見つかってきました. 例えば, 微生物と結合して免疫反応を引き起こすたくさんのToll-like receptor（TLR）が見つかっており, TLR familyと呼ばれています. 特にTLR4はグラム陰性菌（顕微鏡で赤く染まる菌）に対して, TLR2はグラム陽性菌（顕微鏡で青く染まる菌）に対して炎症反応を惹起するのが特徴です.

26　第1章　感染症の全体像

獲得免疫（acquired immunity）

特定の病原体「だけ」に働く免疫機能を獲得免疫といいます．予防接種（ワクチン）で惹起するのも，これです．

獲得免疫にはBリンパ球主体の液性免疫（humoral immunity）とTリンパ球主体の細胞性免疫（cellular immunity）があります．おおざっぱにいうと，前者は細胞外の細菌，後者は細胞内のウイルス感染症などで主に防御能を発揮します．液性免疫不全があると，肺炎球菌など莢膜を作る感染症で非常に死亡率が高くなります．典型例は，液性免疫が機能する脾臓がない方（無脾症など）です．細胞性免疫不全があると，ニューモシスチス肺炎のような真菌（カビ）感染やサイトメガロウイルスなどのウイルス感染に弱くなります．典型例は，後天性免疫不全症候群，エイズです．

遺伝的要素

感染症の場合，遺伝的要素の寄与するところはそれほど大きくありません．が，少しはあります．

例えば，血液型がO型の人はノロウイルスやコレラ菌感染になりやすいです．また，赤血球の形態異常を起こす鎌型赤血球症の患者はマラリアにかかりにくいといわれています（Thorkild I.A. Sørensen, DR.MED., Gert G. Nielsen, Cand.Stat., Per Kragh Andersen,*et.al.*, Genetic and Environmental Influences on Premature Death in Adult Adoptees, *N. Engl. J Med.* 1988; 318:727-732. より）．

1.3 微生物の病原性と，ホストの防御機構

1.4 感染症疫学とアウトブレイク

集団を対象にする

さて，感染症は眼に見えない微生物が関与していますから，視点がミクロにミクロに行きがちですが，実は大きな視点も大事になります．個々の患者を超えて，大きなピクチャーでものを見る．集団を見る視点です．ここで「疫学」という概念が出てきます．

疫学とは，「易学」ではありません，念のため．「疫」とは流行病のこと．病気の流行のあり方を学問するのが疫学です．だから，「感染症疫学」は同語反復ともいえるのですが，近年は生活習慣病など感染症以外の慢性疾患を持つ集団についても「疫学」が使われるので，まわりまわって「感染症疫学」となります．英語ではepidemiologyといいます．epidemic，やはり流行病の学問です．

疫学がカバーしている範囲は広範ですが，例えば，ある集団の高血圧の発症率とか，そのリスク因子の分析なんかはクラシックな「疫学的」研究です．

1.4.1 感染症疫学とは

というわけで，感染症疫学は感染症に特化した集団の学問です．一般のコミュニティーを対象にした疫学もありますし，病院内をターゲットにした疫学もあります．後者は特に，院内アウトブレイクの調査などに用います（後述）．

まず，疫学においては厳密なる感染症や因子の「定義」が重要になります．個々の感染症の診療では「肺炎の定義は満たさないけど，まあ気管支炎というには重症だし，うーん，やっぱ肺炎として治療」みたいなファジーなところがあります．しかし，疫学は個々の患者の「治療」そのものは目的にはせず，集団における感染の動きを見なければなりません．例えば，三重県と兵庫県で「インフルエンザ」の定義が違っていたら，データはグチャグチャになっちゃうじゃないですか．

したがって，疫学においては「定義」はとても大事です．みんながあるコトバを，同じ概念を指して使っており，ヴァリエーションは存在しないようにしなければならないのです．

それから，疫学ではしばしば統計学的手法を取ります．例えば，「相対リスク」という概念があります．英語ではrelative risk，略してRRとも書きます．これは，ある

28 | 第1章 感染症の全体像

因子にさらされた集団と，さらされなかった集団における特定の感染症の発生率の比を表し…，とナンノコッチャですよね（**図1.13**）．

以下に「仮の」例を示します．例えば，いつも裸足で生活しているちょっと変わった集団（い）のうち，インフルエンザにかかった集団（ろ）の割合は

$$\frac{ろ}{い}$$

です．靴をちゃんと履いている普通の集団（は）のうち，インフルエンザにかかった集団（に）の割合は

$$\frac{に}{は}$$

です．もう少し学問的に書き直しましょう．$\frac{ろ}{い}$ を $\frac{a}{(a+b)}$ と書き直します．aは裸足でインフルエンザにかかった人の数．bは裸足でインフルエンザにならなかった人の数です．同様に，$\frac{に}{は}$ も $\frac{c}{(c+d)}$ と書き直します．ルールは同じです．両者の比を出すと，

$$\frac{\frac{a}{(a+b)}}{\frac{c}{(c+d)}}$$

となります．これが「相対リスク（RR）」です．裸足でも靴を履いていても，インフルエンザになる人はいますが，両者の違いはどのくらいやねん，というのを示すのが相対リスクです．

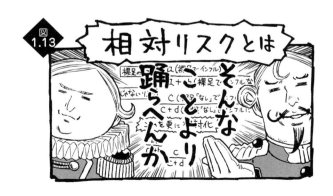

今仮に,

a. 裸足でインフルエンザになった人　　　　　80人
b. 裸足でインフルエンザにならなかった人　　20人
c. 靴を履いてインフルエンザになった人　　　40人
d. 靴を履いてインフルエンザにならなかった人　60人

だったとしましょう. 相対リスクは,

$$\frac{\dfrac{80}{(80+20)}}{\dfrac{40}{(40+60)}} = 2.0$$

となり, 相対リスクは2.0となります. 裸足だと靴を履くより2倍インフルエンザにかかりやすい, という話になります. 似たような概念にオッズ比 (odds ratio, OR) というのもあります.

　こんな感じで, 感染症疫学は治療や予防法の効果, 流行の度合いなど, 集団に関するさまざまな感染症情報を扱うのです.

1.4.2 アウトブレイク・インベスティゲーション

アウトブレイク

　感染症では,「アウトブレイク (outbreak)」というコトバがよく用いられます. 感染症の世界では, アウトブレイクとは「予想以上にたくさんの感染症が起きていること」を意味しています. 集団食中毒なんかも「アウトブレイク」の一種です.

サーベイランス

　サーベイランスとは, 定期的に決まったやり方で感染症に関するデータを収集することをいいます.「病気」である感染症の数を調べることもありますし,「病原体」, 特に薬剤耐性菌を調べることもあります.

　ここでも「定義」が重要です. 例えば,「多剤耐性結核菌」という概念があります. これは, なんとなく抗結核薬がたくさん効かない結核菌のことではなく,「イソニアジドとリファンピン」という2つの抗結核薬療法に薬剤耐性である結核菌のこと, と決まっています. 多剤耐性結核といえば, 世界共通でそうなのです. 他にも, インフルエンザとか麻疹, 院内の肺炎とか手術のあとの創部感染 (メスを入れたところに感染すること) なんかが, しばしばサーベイランスの対象になっています. 日本では国立感染症研究所が特定の感染症 (感染症国内発生動向調査 IDWR http://www.nih.

go.jp/niid/ja/idwr/）や微生物（病原微生物検出情報 IASR http://www.nih.go.jp/niid/ja/iasr.
html）のサーベイランスを行い，データを定期的に公開しています．また，厚生労働
省は院内感染対策としてサーベイランス事業を行っており，院内感染や薬剤耐性菌を
調査しています（JANIS，ジャニスと呼びます．厚生労働省院内感染対策サーベイランス事業
http://www.nih-janis.jp/）．あるいは，日本環境感染学会も同様の事業を行っています
（JHAIS，ジェイハイスと呼びます．http://www.kankyokansen.org/modules/iinkai/index.
php?content_id=4）．

定期的に病気や病原体のサーベイランスをしていれば，「いつもと違う」状態を素
早く見つけることができます．いつもよりずっと多い感染症が見つかれば，それは
「アウトブレイク」と呼ぶことができるのです．

アウトブレイク・インベスティゲーション

アウトブレイクが起きたかな，と思ったら定時のサーベイランスではなく，積極的
な調査活動に入ることもあります．これがアウトブレイク・インベスティゲーション
です．一種の疫学的な活動ですね．

ここで重要なのは感染症の潜伏期間（感染してから発症するまでの時間），感染期
間（いつからいつまで感染するのか），感染経路（どのように感染するか），時間と空
間の関係（いつ，どこで感染が発生しているか）といったものです．

例えば，ある病院でインフルエンザのアウトブレイクが起きたとしましょう．イン
フルエンザの潜伏期間は平均2日で，だいたい1〜4日間です．ウイルスに曝露され
てからこれくらいの期間で発症する危険があるということです．また，感染期間は
3〜5日，小児だと7〜10日で，その間，患者は個室に管理したりして他人との接触を
避けねばなりません．感染者の増減を時間にそって記録します．患者が増えたり減っ
たりしてカーブを描くので，「エピカーブ」と呼ばれています．そして，病棟の地図
を使って，どの病室に何人インフルエンザが発生しているか吟味します．なんとなく
イメージできたでしょうか（**図1.14**）．

1.4 感染症疫学とアウトブレイク

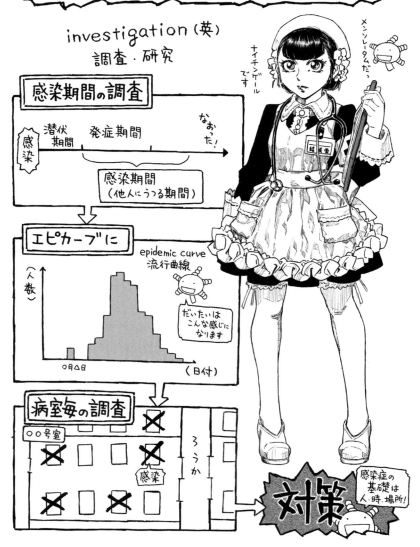

図1.14 アウトブレイク・インベスティゲーション

1.5 新しい問題

感染症界はどんどん変わる

　さて，感染症の「正体」，その「モノ」と「コト」の関係，ミクロな微生物学，より大きな疫学，そして「コト」を扱う現象学などについてざらっと眺めてきました．本章の「締め」として，感染症を巡る新しい問題について取り上げてみましょう．

　すでに述べた通り，感染症の世界は歴史を通じて変わってきています．コッホの時代，19世紀，20世紀的「モノ」と「コト」の1対1関係，ほぼ同一視の時代から，両者に「ずれ」の生じたより複雑な21世紀に．そして，これまで存在しなかった新たな感染症，新たな微生物も見つかってきているのです．新しい感染症を「新興・再興感染症」，そしてこれまで効いていた抗菌薬が効かなくなる「薬剤耐性菌」とそれが起きる「院内感染」も近年問題が深刻になってきています（**図1.15**）．

1.5.1 新興・再興感染症

　今まで見つかったことのない新しい感染症を「新興」感染症．もう廃れてしまって「過去の話」になったと思っていたら，また再び問題になるものを「再興」感染症といいます．

　21世紀の現代において，そんなに新しい感染症なんて見つからないでしょ，と思いきやそんなことはなく，次から次へと新しい感染症が見つかっています．そして，今後もおそらく今まで知らなかった新しい感染症が見つかることでしょう．

　例えば，21世紀になってからも，ヒトメタニューモウイルス（呼吸器感染症の原因），SARSコロナウイルス（重症急性呼吸器症候群SARSの原因），ボカウイルス（これも呼吸器感染症の原因），2009年豚由来パンデミックインフルエンザA（H1N1）と，どんどん新しい病原体が見つかっています．2012年も「新型の」インフルエンザウイルスがアメリカで見つかっていますし（influenza A（H3N2）variant [A（H3N2）v]），中東では新種のコロナウイルスが見つかって死亡例も出ています（MERSコロナウイルス）．インフルエンザなどは，豚などの動物の中で遺伝子を交換して「新種」ができますから，今後も新しい型が出現する可能性が高いです．中国では2013年，H7N9と呼ばれる新たなインフルエンザ感染が鳥から人に起きて，大きな問題になりました．また，その中国で見られていたSFTS（重症熱性血小板減少症

1.5　新しい問題　　33

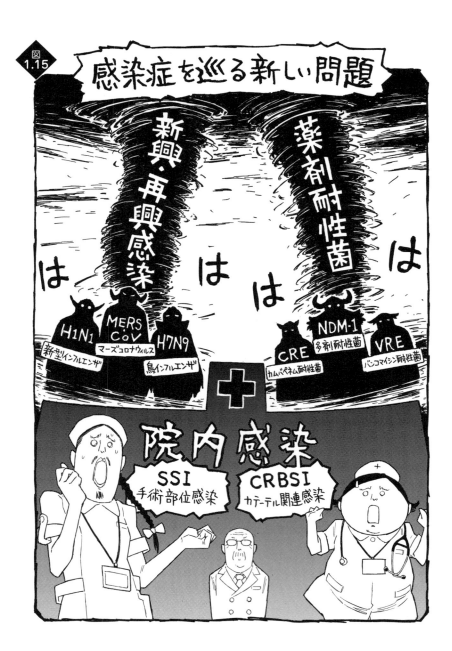

図1.15 感染症を巡る新しい問題

候群）と呼ばれるダニにかまれて起きるウイルス感染症が日本で発生するようになり，これも新たな，そして大きな問題になっています。

1.5.2 院内感染と薬剤耐性菌

院内感染とは，医療機関の中で起きる感染症です。日本では富家恵海子さんが夫をMRSA感染で亡くした体験を『院内感染』（河出文庫）という本にまとめてこの言葉は人口に膾炙しました。

病棟では感染症が起きやすいです。

なにしろ，入院している人は全員「病人」ですから，身体が弱っています。1.3.2項でやった「ホストの防御機構」が弱りまくっていますから，感染症を起こしやすい。

おまけに，医療行為そのものも感染のリスクを増やします。多くの患者さんは「尿量の管理」のために尿カテーテルを尿道に入れられますが，そうするとそこから細菌が入って尿路感染を起こしやすくなります。尿カテーテル挿入時の尿路感染発症率は1日3％（！），10日で30％，1ヶ月でほぼ100％です。どんなに悪質な街金でもこんなにとりません。「点滴」をやればそこから細菌が入って血液内の感染症を起こします。カテーテル関連血流感染（CRBSI），略して「カテ感染」といいます。人工呼吸器を必要とする患者さんも多いですが，気管内チューブを入れるとそこから細菌が入って肺炎を起こします。人工呼吸器関連肺炎（ventilator associated pneumonia, VAP，バップと読みます）です。手術を受ければ，メスを入れたその傷から感染します。創部感染（surgical site infection, SSI）です。

かといって，こういう医療行為を行わないわけにはいきません。「感染症が怖いから，元の病気が悪くなっても治療は止めておきましょう」とはいえないのです。感染症を避けるために，元の病気を治療しない，じゃ本末転倒ですよね。

つまり，「院内感染」は完全にゼロにすることはできない。ゼロにすることはほとんど原理的には不可能なのです。特に，近年は入院期間の減少や移植医療，化学療法，免疫抑制剤の多様化，高齢化などで入院患者さんは以前よりもより「感染に弱く」なっています。院内感染は年々やっかいになっているのです。

さらに，問題をややこしくしているのが薬剤耐性菌です。

「院内感染」という言葉を有名にしたMRSAはメチシリン耐性黄色ブドウ球菌（methicillin resistant *Staphylococcus aureus*）という細菌です。1980年代にこの菌が病院内で増加したとき，日本にはこの菌を殺すことができる信頼性の高い抗菌薬が皆無でした。そのため患者が命を失うことになってしまったのです。

病院内では院内感染が起きます。医療を行っている限り感染は起き，それをゼロにはできません。感染が起きると抗菌薬を用います。しかし，抗菌薬を用いると薬剤耐

1.5 新しい問題　35

性菌が増えます．薬剤耐性菌が増えると治療しにくい感染症が増え，イタチごっこですね．

　近年では，以前にはなかった新しい薬剤耐性菌も出現しています．多剤耐性緑膿菌（MDRP），多剤耐性アシネトバクター，超多剤耐性結核（XDR-TB，すごい名前ですね）．カルバペネムという多彩な菌に効く抗菌薬も効かない，カルバペネム耐性腸内細菌（CRE）という一群の耐性菌．

　院内感染と薬剤耐性菌は世界的な問題で，これに対する「これ」といった対策はまだ明確には示されていません．しかし，いくつかの方法はあります．例えば，

1. ムダなカテーテル挿入，不要な挿管，不要な手技はできるだけ避ける（不要な医療はできるだけ避ける）．
2. 抗菌薬を「賢く」使う．抗菌薬適正使用．

です．後者については第2章でより詳しく説明しますね．

column　見舞いに花を持っていってよいか

　昔から病院にお見舞いに行くときは，果物か花を持っていくのが普通でした．ところが近年，花の持ち込みを禁止する病院が増えてきました．花瓶の水や鉢植えの土に微生物が存在するため，感染対策上問題だから，という理由のためです．

　しかし，これは感染症のことをちゃんと理解していないために起きた短見というものです．

　確かに，花瓶の中には水を好む緑膿菌のような微生物が住んでいることがあります．鉢植えの土の中にはレジオネラ菌とか破傷風菌とかがいる可能性もあります．こうした感染性微生物が「そこにいる」可能性はあると思います．

　しかし，パスツールの時代から，「感染症は感染経路を必要とする」という（ほぼ確定的な）真理があります．緑膿菌は花瓶から飛び出して患者の口や鼻に入っていきません．レジオネラや破傷風菌も同様です．「そこに微生物がいる」ということと，「それが感染症を起こす」ことは同義ではないのです．

　水の管理など，一定のルールを決めておけば患者の見舞いに花を禁止する必要はありません．こういうとき人はすぐ「なにかあったら」といいますが，具体的に「なに」とは「なに」なのか，明確にしておく必要があります．そうでなければ単なる思考停止です．

　もちろん，医療は生身の人間を対象にしているので，例外事項は当然あります．極端に免疫が弱っている患者さんとか超重症の患者さんとかは，万万が一のリスクでもヘッジしておいたほうがよいでしょう．

　しかし，普通の患者さんであれば，見舞いの花を断る気の毒さのほうがずっと問題だとぼくは思います．

　患者のことを英語でペイシェントといいますが，これは我慢している状態も意味しています．伝統的に，患者は我慢するもの，という概念があったためでしょう．しかし，ぼくはこれからの患者はできるだけ我慢しなくてよい，余計なストレスをため込まなくてよい状態にすべきだと思います．そのほうが病気も治りやすいでしょうしね．

　いずれにしても，根拠薄弱で「なんとなく責任とりたくない」という根拠で患者の権利を剥奪するのはよくありません．目線は病院上層部，病院長ではなく，常に患者のほうを向いておくべきなのです．

1.5　新しい問題　　37

An Illustrated Guide to Infectious Diseases

第2章

抗菌薬を理解しよう

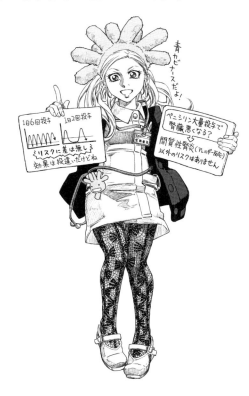

2.1 抗菌薬ってなんだろう

名前はあんまり気にすんな，という話

　さあ，いよいよ感染症と戦う最大の武器，抗菌薬の話です．

　抗菌薬とは，菌に抗う薬，と書きます．要するに微生物を殺す薬です．一般的には細菌を殺す薬を指すことが多いですが，大雑把に微生物全部を対象とすることもままあります（1.2.1項参照）．

　抗菌薬は自然界から発見されるものや，化学的に合成されたものなどいろいろなものがあります．自然界から発見される，微生物が合成したものを抗生物質，あるいは抗生剤と呼び，化学的に合成したものも含めた包括的な名称を抗菌剤とか抗菌薬と呼びます．英語では前者をantibiotics，後者をantimicrobialsと呼びます．

　また，抗菌薬を用いる治療を化学療法とか，抗菌化学療法と呼びます．

　ただですね，この「化学療法」という言葉はがんの治療薬としての名称のほうが有名になってしまい，今，「ああ，あの患者さん，肺炎で抗菌化学療法やってるんだよ」なんていうことは，まずありません．まあ，学術用語としては成立していますが，現場レベルではぶっちゃけ死語といってもよいと思います．

　それから，抗生剤とか抗生物質とか抗菌剤とか抗菌薬という名称も，現場レベルでは交換可能で，どれも同じ意味で使われています．

　山茶花は，「さざんか」と呼ぶのは皆さんご存知の通りですが，よく考えたら，この漢字，どう読んでも「さざんか」とは呼べませんね．昔これは「さんざか」あるいは「さんさか」と読んでいたのだそうです．それがどこかで間違えて「さざんか」になったのでしょう．でも，もう「さざんか」の呼称は完全に人口に膾炙しており，「さんざか」と呼ぶ人のほうが明らかに「へん」です．

　よく勘違いされていますが，辞書に載っている言葉が正しいのではありません．人が常識的に使うようになった言葉が辞書に採用されるのです．人は辞書の上位概念であり，辞書に命令される存在ではないのです．

　言葉は生き物です．言葉の意味というのは時代を経てだんだん変わってくるものです．医療現場では抗生剤も抗菌薬も完全に同義に用いていますし，それが理由で現場が混乱したり，医療事故が起きたなんて話は聞いたことがありません．

　てなわけで，この「呼称」を巡る問題は，あまり本質的ではないので，ゆるーく，

40　第2章　抗菌薬を理解しよう

かるーくご理解いただければよいと，ぼくは思います．ちなみに英語でも，「antimicrobials」という「正式名称」は現場ではほとんど用いられず，もっぱらantibioticsが使われます．論文にantibioticsと書いてもほとんどのレフリー（査読者）は文句をいいません．こういう「重箱の隅つつき」が好きなのは，日本の学術誌だけのような…．これ以上書くと怒られそうだな．

2.1.1 抗菌薬とは

さて，ある対象をどのような名前で読もうと，それは構造主義的には恣意的な決定であり，科学的な真実とか真理というわけではありません．約束事としてのコンセンサスは大事ですが，それも社会の変化とともに変化していきます．

ですから，ここで大事なのは，**「抗生剤と呼ぶか抗菌薬と呼ぶか」**といった些末な**議論ではなく，「抗菌薬とは何か」という本質です．言い換えるならば，「抗菌薬は他の感染症の薬とどう違うのか」**ということです．

そのことは，世界で最初の抗菌薬について考えてみれば，すぐ分かります．

皆さんは，世界で最初の抗菌薬ってなんだか分かりますか？　ペニシリン？　ぶっぶー．こういう引っかけ問題には要注意ですね．

世界で最初の「人に対する」抗菌薬はサルバルサンといいます．梅毒という性感染症の治療薬です．ちなみに，動物も含めて「世界最初」であれば，トリパンロートという物質が一番でした．マウスに対するトリパノゾーマ感染に対する治療薬です．前者は1910年頃，後者は1904年頃開発されています．

サルバルサンとトリパンロートは，どちらもパウル・エールリッヒ（1854-1915）によって開発されました．そして，エールリッヒとともにサルバルサンを開発したのが，日本人の秦佐八郎（1873-1938），トリパンロートを共同開発したのは同じく日本人の志賀潔（1871-1957，赤痢菌の発見者として有名）です．

さて，エールリッヒは「側鎖説」という学説を出しています．これが，「抗菌薬」という概念の本質を突いていると思います．エールリッヒはもともと免疫学の研究でノーベル生理学・医学賞を受賞しています．免疫反応における特異的な抗原に対する，特異的な抗体反応．これをエールリッヒは「側鎖説」という名前をつけて説明したのでした．これは免疫反応の「鍵」と「鍵穴」の関係を説明したものだと思います．

さて，エールリッヒは感染症についても同じことがいえるのではないか，と考えたようです．特定の病原体（微生物）が感染症の原因になるのだから，その病原体にピタリと結合する（病原体にとっての）毒性物質を投与すればよいのではないか．ただし，その物質が（薬を投与される）人間にも毒では困る．病原微生物には毒性を示し，ここにピンポイントでくっつき，かつ人間には（比較的）無害である．そういう

2.1 抗菌薬ってなんだろう　41

物質をエールリッヒは探し求め，これが最終的にサルバルサンに結実したのでした．

　それまでの感染症の治療薬はこういう「ピンポイント」という概念を欠いていました．植物とか鉱物，ワインなどをいろいろ試行錯誤で使用し，ざっくり感染症を治療していたのです（そして，あまり上手くいっていなかったのです）．エールリッヒの時代（つまり20世紀）になって，初めてピンポイントで病原微生物を攻撃しようというアイディアが生まれ，そしてそれが実行されたのでした．

　同様のアイディアは，病原微生物を殺す抗菌薬以外にも応用されています．エールリッヒがサルバルサンを開発する以前，「微生物そのもの」ではなく，「微生物が産生する毒素」をターゲットにした治療薬が開発されました．これが，ベーリング（1854-1917）が開発したジフテリア抗毒素と，これまた日本の北里柴三郎（1853-1931）が開発した破傷風菌抗毒素です．

　そして，21世紀の現代においても，この「鍵」と「鍵穴」の関係を病気の治療に応用しようという発想は生きています．「分子標的治療薬」と呼ばれる薬がそれで，がんにおけるがん細胞や，関節リウマチのような炎症の起きる病気の炎症に関与する分子をピンポイントで狙い撃ちにする治療薬です．こうした分子標的治療薬は多額の研究費を用いたハイテクな治療ですが，その原理原則はエールリッヒの「側鎖説」と変わりありません．エールリッヒのアイディアの射程の長さには感嘆します．

　というわけで，抗菌薬（あるいは他の呼び方でもよいですが）とは，病原微生物をピンポイントで殺すことで，感染症という病気を治す治療薬のことをいいます．残念ながらエールリッヒ・秦のサルバルサンはヒ素を含んでおり，患者への毒性も比較的強いものでした．また，梅毒菌への治療効果も十分ではありませんでした．エールリッヒのアイディアは素晴らしかったのですが，彼自身は満足のいく薬を作れなかったのですね．その後，1928年にアレクサンダー・フレミング（1881-1955）が青カビから産生されるペニシリンを発見し，このペニシリンが抗菌薬の主役級の役割を担うことになります．細菌感染症の治療効果は劇的に向上し，多くの重症感染症がどんどん抗菌薬によって治癒するようになりました．ペニシリン以外にも多種多様な抗菌薬が開発され，現在は非常に多くの抗菌薬が医療現場で用いられています．

2.1.2 抗菌薬使用の原則

　さて，抗菌薬は病原微生物を殺し，感染症を治す薬です．その使用に当たっては，いくつかの原理原則が存在します．他のどの治療方法と同じように．

抗菌薬使用の4つの大原則（図2.1）
その1　**抗菌薬は微生物を殺すが，その目的はあくまでも感染症の治療にある．**
その2　**抗菌薬は感染部位に到達しなければ，効かない．**
その3　**抗菌薬は感染症の原因微生物「だけ」を殺し，他の菌はできるだけ殺さないのが望ましい．**
その4　**抗菌薬のもたらすメリットは，そのデメリットを上回るものでなければならない．**

では，1つずつ行きますよ．

その1　抗菌薬は微生物を殺すが，その目的はあくまでも感染症の治療にある．

　要するに，微生物を殺すのは，感染症を治療する手段に過ぎず，目的ではないってことです．当たり前じゃないか，と思うかもしれませんが，こうした手段と目的の取り違えって本当に多いんですよ．

　人間は無菌状態にはありません．あなたの美しい（？）お肌にも，口の中も，腸の中も，女性の膣の中も，微生物でいっぱいです．白血病の患者さんとかが「無菌室」に入ってもやはり感染症になりますが，それは体に取り付いている病原体が感染症を発症するからです．人間を無菌状態にするのは絶対に不可能です．仮に抗菌薬で皮膚や腸の微生物を殺しても，早晩，別の微生物に置き換えられてしまいます．

　人間の口の中にはたくさんの細菌が住んでいます．食べ物をうっかり床に落としてしまったとき，「3秒ルール」とかいって，拾って食べたりしませんでしたか？　あれは実は理にかなった行動で，地面にある微生物は数秒程度では食べ物に定着しませんし，また地面の上の微生物はほとんど人間の病気の原因になりません．どのみち口の中は細菌だらけなので，食べ物はすぐに口の中で菌だらけになってしまいます．そして，そうした菌のほとんどは胃の中の胃酸で殺されてしまいます．もちろん，極端に汚い食べ物，腐った食べ物などは病気の原因になる微生物が多いですから，なんでも「極論」は危険です．でも，食べ物の衛生，「無菌」であることにあまり神経質になるのは意味がありません．

　同様に，よく出回っている「抗菌グッズ」にはほとんど意味がありません．なにしろ，人間の手がすでに菌だらけですから．文房具を「抗菌」にしたって何の意味もありません．「空間除菌グッズ」のようなたぐいも，最近は消費者庁が「根拠なし」と否定視してくれるようになりました．消費者庁（たまには）グッジョブ，です．

　そんなわけで，人間からは多種多様な微生物が見つかります．検査をしてそういう菌を見つけても，必ずしも抗菌薬で殺す必要はありません．だって，感染症を起こし

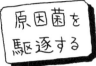
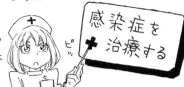
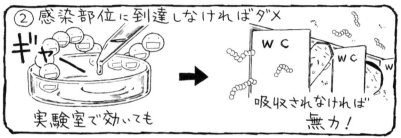
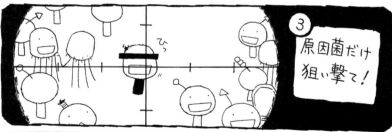
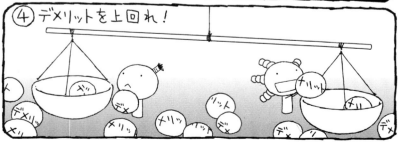

図2.1 抗菌薬使用の四原則

ていないのだから.

　感染症を起こしていないけど, 人間の体にくっついている菌のことを「定着菌」と呼びます. これを抗菌薬で治療する必要はありません.

　百歩譲って, 微生物が感染症の原因であっても, すべて抗菌薬で治療する必要はありません.

　例えば, **ウイルス感染症. ウイルスは細菌よりずっと小さな微生物で, 一般的な抗菌薬は効きません. かぜによく抗菌薬が処方されていますが, かぜはウイルスによる感染症なので, 本当は必要ないんですね.**

　あるいは, 小さな感染症. 例えば, 中耳炎という感染症があります. 人間の耳の穴の奥には, 音を取り込む鼓膜があります. 鼓膜の奥には小さな部屋があり, ここに感染症を起こすのを「中耳炎」と呼んでいます. 小さな子どもが「耳が痛い」と泣いているときは, この中耳炎が原因のことが多いです.

　さて, 中耳炎には抗菌薬で殺せないウイルスが原因のものと, 抗菌薬で殺せる細菌性のものがあります. ところが, 後者の場合でも, 軽症の場合では抗菌薬なしでも治ってしまうんです.

　人間には免疫機能という防御能があります. 抗菌薬がなくても, 小規模の細菌感染症であれば, 免疫細胞で治してしまうんですね. 抗菌薬がなくても感染症は治るのだから, 抗菌薬は必要ない, というわけです. もちろん, 重症の中耳炎では免疫機能だけでは太刀打ちできませんから, 抗菌薬は必要です.

　同じ中耳炎でも重症の場合と軽症の場合とでは抗菌薬の必要の有無が変わります. このことは, **感染症では「程度」が大事,** ということを意味しています. 中耳炎か, 否か, というイエス・ノー・クエスチョンでは抗菌薬の是非は分かりません. 「どのくらいの」中耳炎か, という程度問題なのです.

　また, このことは, もう1つ大事なことも教えてくれています. 感染症学は微生物学を応用していますが, 微生物学「そのもの」ではない, ということです. 同じ微生物による同じ中耳炎でも, 軽症であれば抗菌薬は要らず, 重症であれば抗菌薬を必要とします. **患者がどういう患者か, という点がとても大事なのです. 実験室の微生物情報「だけ」では感染症とは上手に対峙できません.**

　繰り返します. 抗菌薬は微生物を殺す薬です. しかし, **微生物を殺すのはあくまで手段であり, 目的ではありません. 目的はあくまで, 感染症を治すことです. 感染症を治すのに寄与しない場合(定着菌やウイルス感染), あるいは感染症を治しても, それに見合わないリスクが大きい場合(後述)は, 抗菌薬を使わないほうがよいのです.**

2.1　抗菌薬ってなんだろう　45

その2　抗菌薬は感染部位に到達しなければ，効かない.

抗菌薬は微生物に結合し，作用します．結合するためには微生物まで届かなくては
なりません．当たり前ですね．

セファゾリンという抗菌薬は「脳（中枢神経）」への移行性が悪いために，髄膜炎
という「頭の感染症」には使えないという話をしました．抗菌薬によって，臓器への
移行性は異なりますから，これは注意する必要があります．もちろん，前述のように，
感染症がどこに起きているのか，トポロジーの問題を解決しておくのが大前提です．

あと，問題になりやすいのが飲み薬です．ほとんどの抗菌薬は点滴による投与か，
口から飲む内服薬です．点滴薬はあまり問題になることはありませんが，内服薬は腸
から吸収される度合いが，薬によって異なります．

例えば，第3世代のセファロスポリンと呼ばれる抗菌薬があります．いろいろな種
類があるのですが，内服薬の吸収があまりよくないのが特徴です．そのため，体内，
そして感染部位には内服薬の第3世代セファロスポリンはあまり到達しないので，お
すすめできないことが多いのです（後述）．

逆の問題もあります．「胆道移行性がとてもよい」を「売り」にしている抗菌薬が
あります．胆道というのは，右脇腹にある肝臓についている胆管と，それにくっつい
ている胆嚢という袋型の臓器を合わせた総称です．ここに感染症を起こすと，「胆道
感染」と呼ばれます．胆嚢炎とか，胆管炎のような感染症です．

確かに，件の抗菌薬は「胆道移行性がよい」のは事実です．しかし，他の多くの抗
菌薬も同様に胆道移行性はよいのです．ですから，この点については件の抗菌薬は他
の抗菌薬に比べて「大同小異」であり，特別に胆道感染症におすすめ，というわけで
はないのです．ぼくはこの抗菌薬はほとんど使いません．他の欠点がいろいろ問題に
なるからです．抗菌薬を選択する基準ってたくさんあるので，1つだけの基準ですべ
てが決まることはありません．

繰り返します．抗菌薬は感染部位に到達し，原因微生物に結合しなければ効きませ
ん．そして，**「移行性」は抗菌薬選択の基準の1つではありますが，基準のすべてで
はないのです．**

その3　抗菌薬は感染症の原因微生物「だけ」を殺し，他の菌はできるだけ殺さない
　　　　のが望ましい．

これは，抗菌薬のパイオニアであるパウル・エールリッヒの精神そのものです．抗
菌薬は狙った病原体にピンポイントで結合し，これを攻撃する．人体を攻撃してはな
らないし，人体に付いている「病気を起こしていない菌」を攻撃してもいけません．

では，なぜ「病気を起こしていない菌」を攻撃してはいけないのか．理由は大きく

わけて，2つあります．

　1つ目の理由は，「病気を起こしていない菌」をみだりに殺してしまうと，新しい病気を惹起してしまうためです（**図2.2**）．例えば，腸にはたくさんの細菌がいます．これが栄養の吸収などに寄与しているのですが，抗菌薬でこういう菌を殺してしまうと，下痢の原因になる別の菌が増えてしまい，病気になってしまうことがあります．一番よく知られているのが，*Clostridium difficile*という菌が起こす下痢症で，以前は偽膜性腸炎という病名で有名でした．特に，クリンダマイシン，第3世代セファロスポリン，そしてニューキノロン系の抗菌薬で起きやすい病気ですが，どの抗菌薬でも*Clostridium difficile*感染症を起こすことが可能です．

　また，女性の膣にも常在菌がいて，他の菌の侵入を阻んでいます．ところが，抗菌薬でこういう菌を殺してしまうと，そこにカンジダと呼ばれるカビが生えます．カンジダ膣症と呼ばれる痒みを伴う病気の原因になるのです．女性が風邪に抗菌薬を出され，その後下のほうが痒くなる方がいますが，これです．繰り返しますが，**風邪には抗菌薬は効きませんから，まったく意味もなく病気を作られてしまうんですね．こういう抗菌薬の使い方をしてはいけません．**

　薬剤耐性菌の出現も問題です．抗菌薬を使っていると，細菌の多くは薬剤耐性を獲得し，その薬は効かなくなってしまいます．こうしたリスクを無視して，バンバン抗菌薬を使っていると，耐性菌による「抗菌薬が効かない」感染症のために患者さんが苦しむことになります．これも一種の本末転倒です．そのため，**抗菌薬の適正使用ということが近年とても重要になっています．**

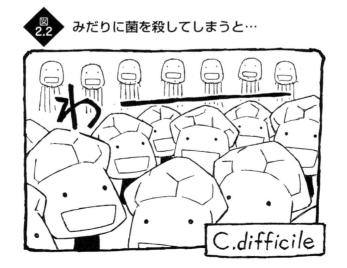

図2.2 みだりに菌を殺してしまうと…

その4　抗菌薬のもたらすメリットは，そのデメリットを上回るものでなければならない．

　いくら抗菌薬が感染症の原因微生物を殺し，感染症を治したとしても，それ以上のリスクを患者に与えてしまっては本末転倒です．抗菌薬が微生物を殺すのは手段であり，目的は感染症を治すこと，と申しましたが，より厳密に言い直すならば，感染症を治すことすら，手段に過ぎず，真の目的は患者が元気になることだ，というべきでしょう．

　抗菌薬は，他の医薬品と同じくある一定の割合で副作用を起こします．副作用のリスクをはるかに薬効が上回る場合は，そのリスクを負う価値は，まああります．しかし，リスクが利益を上回る場合は，いくら感染症が治ったとしても治療の価値は減じます．

　例えば，ペニシリンという抗菌薬．この抗菌薬の一番恐ろしい副作用はアナフィラキシーショックというアレルギー反応です．昔，ペニシリン・ショックと呼ばれていたやつです．これは命にかかわる恐ろしい副作用ですから，ペニシリン・アレルギーのある患者さんが軽い感染症になったからといってペニシリンを出すのは，ちょっと割に合いませんね．

2.1.3 薬剤耐性のメカニズム

　では，薬剤耐性はどのようにして起きるのでしょう．

　最初からある抗菌薬に耐性なものもあります．例えば，肺炎桿菌（*Klebsiella pneumoniae*）という菌があります．肺炎の原因になる菌ですが，生まれつき（っていうのかな）ペニシリンには耐性があるため，ペニシリンは効きません．こういうのを自然耐性といいます．

　また，抗菌薬を使っているうちに，もともと耐性のなかった菌が「耐性化」することもあります．こういうのを獲得耐性と呼びます．

　これにはいくつかのメカニズムがあります．主なものには，

1. **抗菌薬を分解し，不活化する物質を分泌する．**
2. **抗菌薬が微生物に結合しにくくする．**
3. **微生物に入った抗菌薬を吐き出してしまう．**

があります（**図2.3**）．

1. 抗菌薬を分解し，不活化する物質を分泌する．

これで一番有名なのが，βラクタマーゼの産生です．βラクタムというのはペニシリンのような抗菌薬の総称で，すべて「βラクタム環」という構造を持っています．βラクタマーゼというのは細菌が作る酵素，これがβラクタム環を分解してしまうのです．例えば，淋菌（*Neisseria gonorrhoeae*）という性感染症を起こす菌があります．昔はペニシリンで治療できていたのですが，ペニシリナーゼというβラクタマーゼを作る菌が増えたため，現在では淋菌感染症の治療にペニシリンを使うことはとてもまれになりました．

2. 抗菌薬が微生物に結合しにくくする．

抗菌薬はピンポイントで微生物に結合して作用します．結合しなければ抗菌薬は効きません．そのため，微生物の結合部位が変化し，抗菌薬が結合しにくくなると，抗菌薬は効かなくなってしまいます．

例えば，肺炎球菌（*Streptococcus pneumoniae*）という菌がいます．これは，その名の通り肺炎の原因として有名です．さて，肺炎球菌にはペニシリンがよく効くのですが，ペニシリンが結合する部位（ペニシリン結合タンパク，PBP）が変異して，ペニシリン耐性菌になってしまうことがあります．

3. 抗菌薬が微生物に入るのをブロックしてしまう．あるいは，微生物に入った抗菌薬を吐き出してしまう．

感染部位に届かない抗菌薬は効きません．同様に，微生物に抗菌薬が入らなければ，抗菌薬は効きません．それに，せっかく微生物に入り込んだ抗菌薬も，ポンプで細菌の外に放り出されてしまうこともあります．例えば，緑膿菌という菌がいます．これはいろいろな抗菌薬に耐性を示すことが多く，なかなかやっかいな菌なのです．緑膿菌は抗菌薬が入る道（ポーリン孔）が小さく，抗菌薬が入りにくい特徴があります．また，せっかく入った抗菌薬を外に放り出してしまうこともあります（エフラックス機構）．

薬剤耐性のメカニズム

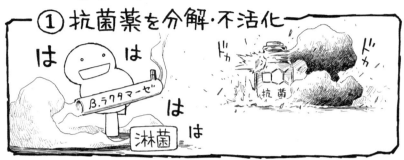

① 抗菌薬を分解・不活化

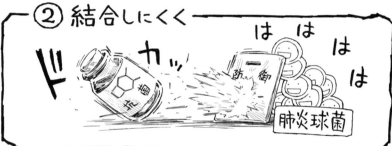

② 結合しにくく

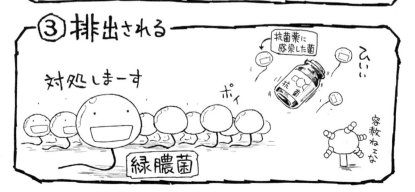

③ 排出される

2.2 薬理学って大事です

　抗菌薬は当然お薬です．薬に関する学問が薬理学です．感染症治療の武器は抗菌薬
だけではありませんが，抗菌薬が治療の根幹ともいうべき大きなウェイトを占めてい
ることは間違いありません．そういうわけで，感染症学を学ぶ場合には，抗菌薬に関
する薬理学をしっかり勉強する必要があります．

2.2.1 PK/PD理論とは

　薬理学において特に近年重要と考えられている概念が，PK/PD理論と呼ばれるも
のです．PKとはpharmacokinetics，PDとはpharmacodynamicsの略です．てそれ
じゃあ，何のことだか分かりませんよね．

　どっちかというと分かりやすいのはPKのほうです．これは投与した薬がどのくら
い血液の中に入っていくか，の指標になります．といっても，点滴薬なら全部血液の
中に入りますから，要するにこれはほとんどの場合，飲み薬がどれくらい腸から吸収
されるか，という問題と「ほぼ」同義といってもよいでしょう（**図2.4**）．

　例えば，セファロスポリン，略してセフェムというタイプの抗菌薬があります（後
述）．たくさんのセフェムがありますが，飲み薬のセフェムにセファレキシン（商品
名ケフレックス®など）というのがあります．また，セフジトレン・ピボキシル（商
品名メイアクト®など）というのもあります．同じセフェムなんだから，性格も似て
いるだろ，と思いきやにあらず．前者は腸管から90％，ほとんど血液に吸収され
るのに対して，後者は16％しか吸収されません．ほとんどはウンチになって体外に
出てしまうんですね．セフジトレン・ピボキシルは体内に入りにくいため，感染症治
療効果はあまり期待できません．重症感染症には決して使ってはいけません．

　PDというのは「薬力学」と訳されます．これは感染部位に到達した抗菌薬が微生
物をどのくらい殺してくれるか，という指標です．こちらのほうは少々複雑で分かり
づらいです．少し辛抱してお読みください．

　まず，抗菌薬は大きく2つにグループ分けできます．時間が大事な時間依存性の抗
菌薬と，濃度が大事な濃度依存性の抗菌薬です．

　では，両者は何が違うのか（**図2.5**）．

　時間依存性の抗菌薬は時間が大事です．何の時間かというと，血液内に抗菌薬が一
定の濃度で保たれている時間です．時間依存性の抗菌薬は，この時間が長ければ長い

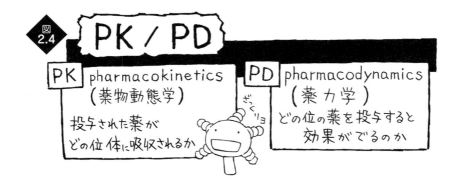

ほど高い効果を期待できるのです．

で，「一定の濃度」とは何か．これはMICよりも高い濃度のことをいいます．ああ，またわけの分からない略語が…．

MICとはminimum inhibitory concentrationの頭文字をとったものです．日本語に訳すと，最小阻止濃度といいます．

最小阻止濃度とは何か．こういう用語をみたときは，デカルトさんに倣って「困難は分割」します．

　　最小　阻止　濃度

阻止するのに一番小さな濃度ってことです．抗菌薬の濃度が上がると，細菌は増殖できなくなります．その増殖できなくなる一番低い濃度が最小阻止濃度（MIC）なのです．そして，時間依存性の抗菌薬はこのMICよりも高い濃度を，ずーっと長い時間保っていると効きやすいというわけです．

MICを上回る濃度の時間のことを，T＞MICなんて書くことがあります．time above MIC，タイム・アバーブ・エムアイシーと読みます．例えば，**1日24時間のうち，患者の血液中で，抗菌薬の濃度がMICを12時間上回っていたら，T＞MICは50％となります．**

時間依存性の抗菌薬で代表的なのが，ペニシリン，セフェム，そしてカルバペネムといった「βラクタム薬」と呼ばれる抗菌薬のグループです．

T＞MICがどのくらいがよいのかは，抗菌薬の種類によっても異なります．だいたい，50％かそれ以上だとよいことが多いようです．

図2.5 時間依存性と濃度依存性

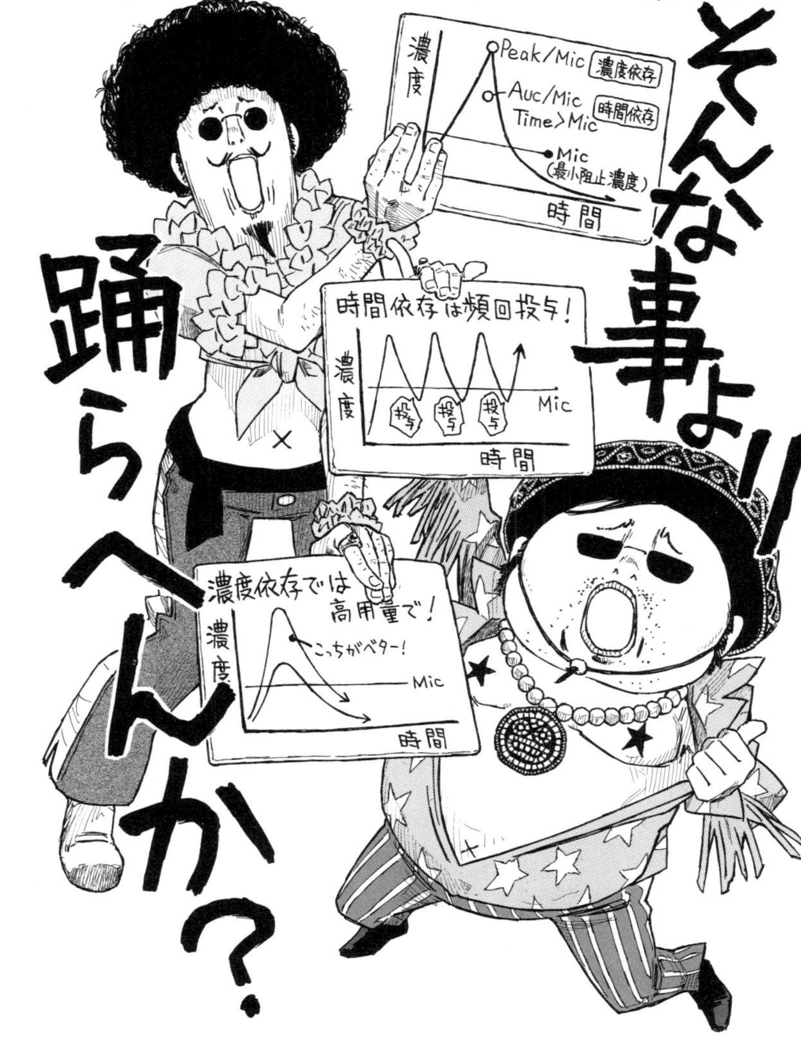

そんな事より！！踊らへんか？

濃度
Peak/Mic 濃度依存
Auc/Mic
Time>Mic 時間依存
Mic
(最小阻止濃度)
時間

時間依存は頻回投与!
濃度
Mic
投与 投与 投与
時間

濃度依存では
高用量で!
濃度
こっちがベター!
Mic
時間

2.2 薬理学って大事です　53

さて，ではT＞MICを高く保つにはどうしたらよいのでしょう．これにはいくつかの方法があります．

　まず，投与回数を増やすことです．薬には半減期があります．体に入った抗菌薬は，代謝されたり肝臓や腎臓から排泄されたりして，だんだん減っていきます．薬の濃度が半分にまで減ってしまうまでの時間を「半減期」と呼びます．

　半減期が短い薬は体内からなくなりやすく，半減期が長い薬は身体の中に長い間残っています．そうか，じゃ，半減期が長い薬のほうがよい薬なんですね，という話かというと，そうとは限りません．例えば，副作用が発生したとき，半減期がとても長い薬だと，その副作用も長く続いてしまう可能性がありますから．

　さて，時間依存性の抗菌薬にはいろいろありますが，一般的には半減期が短い抗菌薬が多いです．例えば，ペニシリンは古典的な時間依存性の抗菌薬ですが，半減期は1時間程度．数時間で体から消えてなくなってしまいます．しかし，「時間依存性」ですから，T＞MICをなるたけ長くしなければいけません．そんなわけで，ペニシリンは頻回投与が基本です．1日4回とか6回とか点滴します．

　濃度依存性の抗菌薬は，時間よりも濃度が大事です．高い高い濃度を獲得することが大事なのです．その指標としてはAUC/MICとか，C_{peak}/MIC（C_{max}/MIC）などを用います．まあ，このへんは少しマニアックな話なので，さらっと流します．こういう抗菌薬に，例えばフルオロキノロン系（ニューキノロン）なんかが存在します．

　濃度を高めたほうがよい抗菌薬は，1日複数回に分割するともったいないですよね．むしろまとめて投与したほうがよいでしょう．というわけで，濃度依存性抗菌薬は，1日1回投与のように分割せずに投与したほうがよいのです．

　残念ながら，これまで日本の医療はこのPK/PD理論を無視してきました．試験管の中で微生物が抗菌薬で死ぬかどうかばかりを吟味してきました．例えば，頻回投与が必要なペニシリン系の抗菌薬をたまにしか使わなかったりしてきました．濃度依存性で1日1回投与が適切なレボフロキサシン（ニューキノロン系抗菌薬）を1日3回投与に分割して，わざわざ「効きにくく」してきました．近年，薬理学の進歩に伴い，ようやく日本でも科学的に妥当性の高い抗菌薬使用が大事だということが分かってきました．抗菌薬は微生物を殺すことが大事ですが，微生物を殺す「だけ」ではだめです．実際に患者さんに使ってみて，病気を治すことができなければならないのです．感染症学は，微生物学をとても大事にしますが，微生物学「そのもの」ではありません．患者が治るか，という患者という属性を大切にする学問なんですね．

2.2.2 他にも重要な薬理学

　抗菌薬を使用するには，他にもチェックすべき点がたくさんあります．

　例えば，薬剤の排泄機構．多くの抗菌薬は腎臓から排泄されます．腎機能が悪い患者だと，体内に抗菌薬が残りやすくなってしまいます．したがって，その場合には腎機能に合わせて抗菌薬の投与量を減らし，血中濃度が上がりすぎないようにしなければなりません．血中濃度は低すぎると感染症を治せませんが，高すぎると抗菌薬の毒性が問題になります．人生なんでもそうですが，「ほどほど」が大事なんです．

　抗菌薬ばかり見ていて，他の薬に無頓着でも失敗します．例えば，クラリスロマイシンという抗菌薬は他のいろいろな薬と相互作用を起こして毒性を及ぼすことがあります．例えば，コレステロールを下げる薬．例えば，免疫抑制薬．感染症を見るときも，感染症に関係ない薬の併用に配慮し，そうした薬との相互作用が問題にならないか確認しなければなりません．感染症バカでは感染症は診れない，ということです．

2.2　薬理学って大事です　　55

2.3 主な抗菌薬の特徴

　抗菌薬ばかり見ていても，上手に抗菌薬は使えません．といっても，抗菌薬に無知ではだめなのも，いうまでもありません．ここからは主な抗菌薬の特徴を確認しましょう．

2.3.1 ペニシリン

　アレクサンダー・フレミングがペニシリンを発見したのが1928年のこと．青カビの周りに細菌が増殖しないことから，「偶然」この抗菌薬を発見しました．ペニシリウムというカビが作る物質なので，ペニシリンという名前がつきました．抗菌薬の代名詞といってよいほど有名な名前です．

　臨床現場でペニシリンが本格的に使われるようになるのは1940年代くらいからです．それまで用いられていたサルファ剤（後述）に比べ抗菌効果が優れていたペニシリンは，医療現場のあり方を劇的に変えました．これまで死に至っていた重症感染症がどんどん治癒していったのですから…，医療界には楽観論が広がり，「感染症に苦しむ時代はもう終わった．これからは，心臓の病気やがんなどの時代だ」と，研究者もどんどん別の領域に移行していきました．

　ところが，ペニシリン耐性菌がいろいろな菌で見つかるようになり，この楽観論はもろくも崩れてしまいます．

　では，ペニシリンは過去の薬かというと，そんなことはありません．現在でもペニシリンはたくさんの感染症に対して第一選択薬となっているのです．

ペニシリンの構造

　ペニシリンは**図2.6**のようにワッカが2つくっついたような構造をしています．この左の四角い部分をβラクタム環といいます．四角いのに環とはおかしいじゃないか，というツッコミは勘弁してください．要するにぐるっと周回するような構造なのです．

　ペニシリンのような抗菌薬にはすべてこの構造があり，「βラクタム系抗菌薬」と総称されています．

　βラクタム環はペニシリンなどβラクタム系抗菌薬の殺菌作用を司っています．ペニシリンは細菌のペニシリン結合タンパク（PBP）にくっつきます．では，PBPって

56　　第2章　抗菌薬を理解しよう

図 2.6 ペニシリンの化学構造

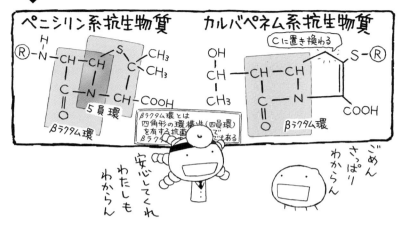

　なんでしょう．これ，実は酵素なんですね．酵素は触媒で，すべての酵素はタンパク質でした．PBPもそうした酵素です．PBPはペプチドグリカンを作るのに必要な酵素なんです．で，ペプチドグリカンは細菌の細胞壁を構成しています．そこで，PBPにペニシリンがくっつくとPBPはもはや細胞壁を作る仕事をやめてしまうのです．細胞壁がこれ以上作られなくなると，細菌は自ら崩壊して，死んでしまうのです．あるいは死なない場合もこれ以上分裂できなくなって，あとは人間の免疫細胞がきれいに処理してくれます．

　PBPにはいろいろ種類があり，その分子量の大きい順番に並べられています．PBP1，PBP2，PBP3…といったように．近年では，PBP2aとか，PBP2bといったさらなる細分化が進んでいます．まあパソコンソフトでバージョン1.2とか5.5とかいった細かな分類があるのと一緒です．こうしたたくさんのPBPのうち，PBP2aは黄色ブドウ球菌の恐ろしい耐性菌，MRSAの原因になっています．

ペニシリンが効かなくなる理由

ペニシリンが効かなくなる理由は大きく分けると2つあります。2.1.3項の耐性機構のところで学んだ，

1. 抗菌薬を分解し，不活化する物質を分泌する．
2. 抗菌薬が微生物に結合しにくくする．
3. 微生物に入った抗菌薬を吐き出してしまう．

のうち，1と2がそれに相当します．

まずは「抗菌薬を分解し，不活化する物質を分泌する」です．この物質がβラクタマーゼという酵素です．βラクタマーゼはβラクタム環を加水分解させてしまい，抗菌薬の効果を無効にしてしまいます．黄色ブドウ球菌，淋菌，バクテロイデスなど，多くの細菌がβラクタマーゼを産生し，ペニシリン耐性菌になっています．

また，「抗菌薬が微生物に結合しにくくする」もありまして，例えば，肺炎球菌はこの機序でペニシリン耐性を獲得します．

また，もともとペニシリン（あるいは他のβラクタム薬）が効かない微生物もいます．例えば，そもそも，最初からペプチドグリカンを作らない菌にはペニシリンは効きません．例えば，肺炎や尿路感染の原因となるマイコプラズマなどは，ペニシリンは「もともと」効きません（2.1.3項参照）．

他にも，緑膿菌のようにペニシリン（のほとんど）が外膜の孔（ポーリン）を通じて細菌内に入れなくなるなど，いろいろな耐性のメカニズムが存在します．

ペニシリンにもいろいろな種類がある

ペニシリンについて，「役に立つ」分類をしましょう（**表2.1**）．ペニシリンには他にもいろいろあるのですが，比較的マニアックなものは割愛しています．

たくさんありますが，少しずつ解説していきます．ご心配なく．

点滴薬と経口薬は，基本的に，前者が重症の入院患者さんに，後者が軽症で外来の

主なペニシリン

経口薬	点滴薬
ペニシリンG	ペニシリンG
アモキシシリン	アンピシリン
アモキシシリン・クラブラン酸	アンピシリン・スルバクタム
	ピペラシリン
	ピペラシリン・タゾバクタム
	nafcillin, oxacillin

患者さんに出されます．例外もありますが，基本，そうお考えください．

まずは，経口ペニシリン

ペニシリンGは基本的なペニシリンです．実は，消化管からの吸収（PKのところでやりました．51ページ参照）が悪いので，そこが弱点で，あまり臨床現場でも使われていません．ペニシリンを使いたいんだけど，アミノペニシリンを使えない，というときはこの薬を使います．

アモキシシリンは，アミノ基がついたアミノペニシリンの一種です．ほとんどペニシリンと同じような性格を持っていますが，消化管からの吸収がとてもよく，ほとんどすべて身体の中に入っていきます．したがって，臨床現場で使う経口ペニシリンといえば，これが使われます．

例えば，外来で細菌性急性咽頭炎の患者さん．細菌性急性咽頭炎の原因はほとんどA群溶連菌で，100％ペニシリンに感受性があります．こういう患者さんのときは，アモキシシリンがよいチョイスになるわけです．

しかし，咽頭炎のように喉が腫れていても，違う病気のこともあります．特に注意なのが，EBウイルス（エプスタイン・バールウイルス）などが原因になる伝染性単核球症という長い名前の病気です．この場合，アモキシシリンのようなアミノペニシリンを投与してしまうと，高頻度で皮疹が起きてしまいます．したがって，「細菌性咽頭炎を疑うんだけど，伝染性単核球症が否定できない」ようなレアな場合のみ，多少は吸収は悪いんだけど，経口ペニシリンGを用いることもあるのです．

さて，アモキシシリン・クラブラン酸は，アモキシシリンにクラブラン酸がついています．では，このクラブラン酸とは何か．

クラブラン酸とは，βラクタマーゼ阻害薬の一種です．βラクタマーゼとは何か．これは，細菌が作る酵素で，βラクタム環を壊してしまい，抗菌薬を無効にしてしまうのでした．こうしたβラクタマーゼを作る耐性菌に，さらにそのβラクタマーゼをブロックする薬をかませてしまえば，もとのアモキシシリンは効く，というわけです．アモキシシリン・クラブラン酸は，アモキシシリン単独では効きづらいグラム陰性菌や嫌気性菌にも効果を示すことが多いです．

点滴用ペニシリン

こちらも，いろいろありますね．

まずは基本のペニシリンG．海外では基本的な点滴用ペニシリンなのですが，日本では長くこれを「筋肉注射」用としてだけ用いていました．筋肉注射は痛くて，繰り返し注射できないので，ぼくらも患者さんにはなるたけ使いたくないわけです．

2.3　主な抗菌薬の特徴　　59

最近，ようやく日本でも制度が改善して（公知申請というものを用いています），ペニシリンGも点滴薬として使用することが可能になりました．ただし，髄膜炎，心内膜炎，梅毒という限定的な感染症のみ認可されています．もうちょっと使い勝手がよいといいのになあ．まあ，昔に比べれば随分よくなったんだけど．

　ペニシリンGは時間依存性の抗菌薬です．つまり，T＞MICが長いほどよく，頻回投与が必要になります．ペニシリンの半減期は1時間あるかないかなので，ペニシリンGも1日6回，4時間おきの点滴投与がしばしば行われます．ときに，持続点滴療法といって，12時間くらいぶっつづけでゆっくり点滴で落とす方法がとられることもあります．

　では，点滴用ペニシリンGはどのような感染症に用いるのでしょうか．

　例えば，上述の細菌性髄膜炎，特に髄膜炎菌（*Neisseria meningitidis*）という菌の髄膜炎ではペニシリンGがよく効きます．日本では珍しいですが，皆無ではなく，2011年には宮崎県で髄膜炎菌感染症の集団発生が起きています．髄膜とは脳とか脊髄，中枢神経を覆う膜です．要するに髄膜炎は頭の感染症なのです．頭が痛くなり，首が動かしにくくなり，場合によっては意識も混濁してしまう病気です．致死率も比較的高く，怖い病気です．

　それから，細菌性心内膜炎．これは心臓の内側を裏打ちする膜（心膜）に細菌が感染するものです．具体的には，弁膜というところに細菌はとりつきます．弁膜とは何かというと，心臓は4つの部屋に分かれているんです．その部屋と部屋，それから心臓とそれに続く血管の間に弁があるんです．弁がないと，血液が逆流してしまいますから，その弁のところに細菌がくっつき，感染を成立させると，「疣贅」という細菌などの塊ができます．その塊から細菌が定期的に血液の中に飛んでいくわけです．これを「持続性菌血症」と呼びます．この菌血症が継続的に起きるものですから，ずっと熱が出っぱなしの病気になるわけですね．熱だけで他の症状に乏しいため，診断が比較的難しい病気です．

　最後に梅毒．これは*Treponema pallidum*という名前の細菌感染症です．セックスで感染する性感染症に分類されます．*T. pallidum*は「スピロヘータ」と呼ばれる細菌の一種です．スピロヘータはワインのコルク抜きのような「らせん形」をしているのが特徴です．梅毒については4.5.3項で説明します．

　他にも点滴ペニシリンGは，例えばA群溶連菌による壊死性筋膜炎という重症感染症にも用いることが可能です．A群溶連菌は咽頭炎の原因にもなり，100％ペニシリンに感受性のある菌でした．壊死性筋膜炎は，細菌による感染のみならず，細菌が作る毒素も問題になるため，その毒素産生を抑えるため，クリンダマイシンという別の抗菌薬も併用することが普通です．

あと，点滴ペニシリンＧは肺炎球菌による肺炎にも効果があります．「肺炎球菌による肺炎」なんてまどろっこしい言い方をしたのはなぜかというと，肺炎球菌による他の感染症ではそうとは限らないからです．これについては後述します．

その他，多くの感染症がペニシリンＧで治療可能です．1920年代に発見された古い古い抗菌薬のペニシリンＧですが，まだまだ使い道は多いのです．

アンピシリン

アンピシリンは，経口のアモキシシリンの点滴版と考えていただいて結構です．アミノ基がついたアミノペニシリンです．グラム陽性菌に対する活性が若干下がり，グラム陰性菌に対する活性が若干上がっています．まあしかし，このへんは臨床的にはそれほど神経質になる違いではありません．多くの場合，ペニシリンＧとアンピシリンは交換可能なことが多いです．

感染性心内膜炎の原因として有名な腸球菌（*Enterococcus*）や，妊婦，新生児，HIV 感染者 など の 髄膜炎の原因として知られるリステリア（*Listeria monocytogenes*）などの感染症には通常，アンピシリンが第一選択薬になります．

アンピシリン・スルバクタム

経口薬のアモキシシリンに対応するのが点滴薬のアンピシリンならば，経口薬のアモキシシリン・クラブラン酸に対応するのがアンピシリン・スルバクタムです．スルバクタムは β ラクタマーゼ阻害薬なのでした．したがって，アモキシシリン・クラブラン酸同様，アンピシリンではカバーできないグラム陰性菌や嫌気性菌に効果があります．両者が原因になりやすいお腹の感染症（胆嚢炎，胆管炎，二次性腹膜炎，憩室炎など）でよく用いられる抗菌薬です．

それから，スルバクタムは β ラクタマーゼ阻害薬としてだけでなく，「抗菌薬」としての効果も持っています．PBP に結合して作用します．特にアシネトバクター（*Acinetobacter*）というグラム陰性菌に効果があるのが特徴です．海外のアシネトバクターは多剤耐性菌が多く，アンピシリン・スルバクタムが使えないことが多いですが，幸い日本のアシネトバクターはほとんど感受性菌で，これで治療が可能です．海外の教科書だと，アンピシリン・スルバクタムはアシネトバクター感染症の第一選択薬になっていません．海外の教科書には質の高いものが多いですが，日本の事情（これをぼくらはローカルファクターといいます）を無視してなんでも海外のテキストを丸写しすると，失敗の元になります．

2.3　主な抗菌薬の特徴　　61

ピペラシリン

ピペラシリンは通常のペニシリンと異なり，緑膿菌に効果のある抗菌薬です．逆にいえば，緑膿菌感染症を疑ったとき，確認したいときにこの抗菌薬を用います．日本ではこのピペラシリンを手術中の予防的抗菌薬として用いる方法が流布していますが，手術のときに使う抗菌薬はブドウ球菌がターゲットになります．ピペラシリンはブドウ球菌にはあまり効果がないため，「無駄が多いばかりか効果がない」とまことにピント外れな選択肢になっています．ご注意あれ．

あと，日本の添付文書上のピペラシリンは通常投与量が海外のものより非常に低いのも要注意です．臨床的には4gを6〜8時間おきくらいに使うのが妥当ですが，しばしば2gを12時間おき，投与量も投与間隔も問題の方法で使われています．「ピペラシリンってあまり効かないよねえ」という意見を聞くことがありますが，これはピペラシリンさんに失礼で，使い方の問題なのです．

ピペラシリン・タゾバクタム

ピペラシリンにβラクタマーゼ阻害薬のタゾバクタムを加えたのがピペラシリン・タゾバクタムです．したがって，嫌気性菌などβラクタマーゼ産生菌にも効果を発揮します．緑膿菌や嫌気性菌を疑う，院内肺炎や院内のお腹の感染症に威力を発揮します（アンピシリン・スルバクタムは普通の肺炎，普通のお腹の感染症には使えますが，病院内では緑膿菌など耐性菌が多いため，使えなくなることが多いです）．まあ，ピペラシリン・タゾバクタムは院内感染症に「ほぼ」特化した抗菌薬と考えてよいと思います．

ピペラシリン・タゾバクタムは添付文書上，4.5gを6〜8時間おきに投与することが認められています．4.5g中，4gはピペラシリンです．つまり，日本の添付文書では，ピペラシリンの添付文書は薬理学的に不適切ですが，ピペラシリン・タゾバクタムは妥当なのです．これはピペラシリンのほうが審査・承認が早く，当時の医薬品審査の質が低かったためですが，間違った審査をしたのはよいとして，間違えたのなら早く訂正すればよいのに，とぼくは思います．人間の真の価値は「間違えないこと」ではなく，「間違いを素直に認め，訂正すること」だと思いませんか．

ペニシリンの副作用

前述のように，ペニシリンには，まれではありますが重要な副作用が存在します．その代表例が，アレルギー反応です．

ペニシリンは数万分の1くらいの確率で，重篤なアレルギー反応，アナフィラキシーを起こすことが知られています．どんな医薬品もアナフィラキシーを起こす可能

性がありますが，特にペニシリンは，比較的このリスクが大きな抗菌薬だと思います．

アナフィラキシーというのは，I型アレルギー反応により肥満細胞がヒスタミンなどを遊離し，血圧低下や気道狭窄を起こして，人間が生きていくのに必要な，「呼吸」「循環」が阻害されてしまう現象をいいます．悪くすると死んでしまうこともあるのです．

このような重大な副作用が出てしまった患者さんには，通常は二度とペニシリンは使えません．また，似たような構造を持つβラクタム薬，セファロスポリンやカルバペネム（後述）も通常は避けられます．

ただし，どうしてもペニシリンでないとうまく治療できない病気もあります．例えば，中枢神経に梅毒トレポネーマが感染したときです（神経梅毒）．この場合は，ペニシリンを少量から投与して，少しずつ量を増やしていくという「脱感作」を行います．脱感作中にアナフィラキシーを起こすといけないので，集中治療室（ICU）のようなところで丁寧に患者さんを観察します．

あと，同じアレルギーでも，II型のアレルギーもあります．ペニシリンでは，特に「間質性腎炎」という腎臓に対するアレルギー反応が有名です．

そうそう，それで思い出しましたが，よく「抗菌薬を大量投与すると腎臓が悪くなる」と思っている医者は多いです．PK/PD理論の充実に伴い，抗菌薬は大量に，頻繁に投与されることが多くなりました．「そんなに大量に抗菌薬を使ったら，腎臓がおかしくなっちゃうんじゃないの」という懸念です．これは，一般の方だけでなく（一般の方よりも）医者のほうによく見られる誤解です．

もちろん，大量投与すると腎機能が悪くなる抗菌薬もあります．ただし，ペニシリンが腎機能を悪くするのはアレルギー反応の間質性腎炎で，大量投与も普通の投与も大きな違いはありません．このようなイメージによる懸念ではなく，きちんと理路に基づいて抗菌薬の薬理学的特性やリスクを吟味することが大事です（**図2.7**）．

それから，ペニシリンGの点滴でよくある副作用に血管痛があります．これは，深刻な（命にかかわる）副作用ではないですが，わりと頻繁に起きますし，患者さんは嫌がります．こういう場合は前述したアンピシリンなどに替えます．

あと，日本で使われているペニシリンGは正式にはペニシリンGカリウムで，カリウムが入っています．腎機能が悪い患者などで，まれに高カリウム血症が起きることがあります．注意しましょう．

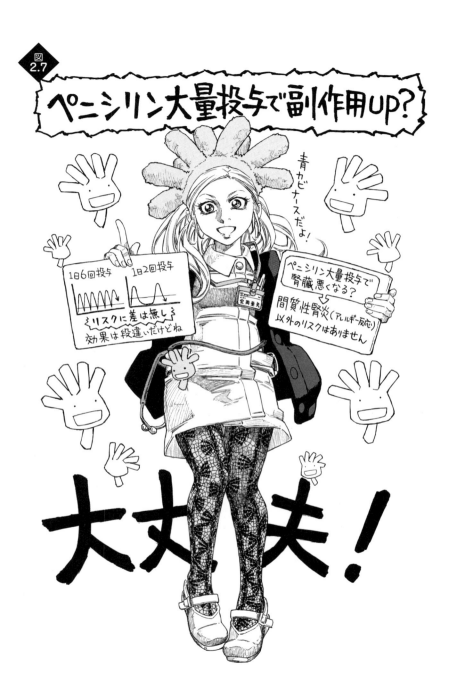

黄色ブドウ球菌に効くペニシリン

　ペニシリンGも昔は黄色ブドウ球菌に効果があったのです．しかし，ペニシリナーゼ産生菌が増えて，ほとんどの黄色ブドウ球菌はペニシリン耐性菌になってしまいました．

　ペニシリナーゼに抵抗性のあるペニシリンに，nafcillin，oxacillinなどがあります．なんで急にアルファベットで表記したのかというと，これらの抗菌薬は日本にないからです（**図2.8**）．

　日本にないということは日本では必要ないのかというと，そんなことはありません．特に重症感染症の感染性心内膜炎などでは，これらの抗菌薬はファースト・チョイス，一番大事な薬です．つまり，日本には一番大事な薬が存在しないのです．困りますね．仕方がないので代わりにセファロスポリンの一種，セファゾリン（後述）を使うことが多いですが，セファゾリンはnafcillinやoxacillinよりも効力が落ち，また中枢神経への移行性がないために頭に合併症を起こした心内膜炎（よくあります！）のときは困ります．

　あ〜，困った．

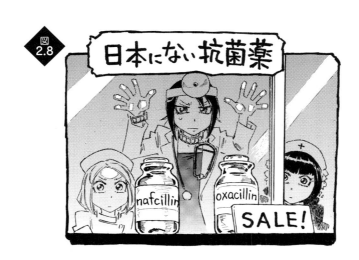

図2.8

column 新薬のほうがよいのか

「最新のポルシェが，最高のポルシェ」という言い方があるんだそうです．開発が進み，どんどん進化するポルシェは，常に「新しいものは古いものよりよくなっている」のだそうで，新しいポルシェは，常に先代のポルシェを凌駕し続けるんですって．まあ，新しいポルシェも古いポルシェも乗ったことないので，あくまで伝聞調ですが．

さて，医学もどんどん進歩します．新しい薬が次々と開発されています．やはり，ポルシェ同様，「新薬は古い薬よりベター」なのでしょうか．

答えは，「必ずしもそうとは限らない」です．

薬の属性は，自動車と違って分かりにくいです．自動車の属性，スタイルやエンジンの性能，ハンドルの動きは事前に検証可能です．比較も可能です．テストドライバーを使って何度か運転してみれば，十全に必要なデータを取ることができます．まあ，製造上の問題があとで見つかることもあるんでしょうが．

しかし，薬のデータを十全に得るのには時間がかかります．人間には個人差があり，たとえ100人に試してみても，1000人に使えば異なる効果，異なる副作用が出現する可能性があります．

現に，近年日本で承認された「新薬」たる抗菌薬のいくつかは，発売後に新たな予期せぬ副作用が問題となり，マーケットから撤退しています．ガチフロキサシンやテリスロマイシンといった薬がその例です．新しい薬には「未知な部分」が多いんです．

ところで，1920年代に発見されたペニシリン．もうどのくらいの人に使われたんでしょうか．その使用実績は十分にあり，ぼくらはもう，ペニシリンについて未知の効能とか未知の副作用とかをほとんど期待できません．

ペニシリンにはいろいろな副作用の問題があります．しかし，「副作用がある」という点「そのもの」は大きな問題ではありません．すべての医薬品には副作用があるからで，そこから目を背けても医療はできないからです．大事なのは，「副作用があるかどうか」ではなく，「どの副作用が，誰に，どのくらい起きるか」であり，「目の前の患者さんはその副作用のリスクを凌駕するくらい，ペニシリンを必要としているか」であります．利益がリスクを大きく上回るとき，ぼくらは副作用のリスクにおののきながらも，患者さんの利益の最大化のために抗菌薬使用に踏み切るのです．

新薬ではこうはいきません．「どの副作用が，誰に，どのくらい起きるか」が十分に分かっていないのですから，リスクと利益のどちらが大きいのか，はっき

りとしないのですから.

　もちろん, 新薬がすべてだめ, ということはありません. 新薬でないと治療できない病気もたくさんあります. 患者さんも必要があれば新薬の恩恵を受けるべきです. しかし, 上記の新薬の問題点は十分に理解されるべきです. そのような「不可知なリスク」をひっくり返すくらい, 目の前の患者さんが新薬を必要としている. それは, 既存の治療薬では満たせないニーズである. そういう場合にのみ, 新薬は光を放つのです.

　そして, そんなときって驚くほど訪れないのです. 新薬がバンバン使用されるのは, 患者にそのニーズが大きいからというより, 特許が切れていない新薬のほうが製薬企業がより「儲かるから」であり, 医者が彼らの巧みなマーケティングにころっと騙されているから（医者自身は院外処方になっていて, 昔と違って新薬を処方しても儲かりません）という理由がはるかに大きいのです.

　ペニシリンが現在も重宝されている大事な抗菌薬なのは, こうした理由があるからなのです. そして, **ペニシリンを上手に使える医者こそ, 感染症をきちんと勉強している医者の1つのメルクマールといってもよいでしょう.**

2.3.2 セファロスポリン（セフェム）とモノバクタム

　セファロスポリンが発見されたのは, 1948年. イタリアのサルディニア島の下水道で真菌が作っている物質がセファロスポリンでした. これが実際に医療現場で使えるようになったのは1964年のことです. ベトナム戦争の真っ最中ですね. 戦争ではたくさんの怪我人が出ます. 怪我から細菌が入り感染症が起きます. したがって, 戦争と抗菌薬には深〜い関係があるのです.

　セファロスポリンも, ペニシリン同様βラクタム環を持っています（**図2.9**）.

　βラクタム環の隣がペニシリンでは5つの元素からなる輪からなっていました. これが6つあるのがセファロスポリンの特徴です. ちなみに, ペニシリンにもセフェムにもこの輪は炭素の他に1つのS, つまりイオウsulfurが付いています. これが炭素carbonに置き換わったのが「カーボンが置き換わった」,「カルバ」ペネムです（後述）. さて, 硫黄のsulfurはサルファ剤のsulfaとは異なるものです. サルファ剤にも硫黄（S）が付いているし, 実はサルファ剤の語源は硫黄なので, 思わず混乱しそうですが. 間違ってもサルファアレルギーのある患者さんにはセフェムやペニシリンは禁忌, なんて思わないでくださいね.

2.3　主な抗菌薬の特徴　　**67**

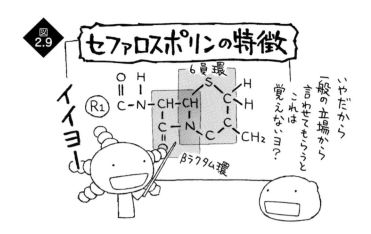

　セファロスポリンもβラクタム薬ですから，その作用機序はペニシリンに同じく，ペニシリン結合タンパク（PBP）にくっついて細菌の細胞壁の構築を阻害することです．耐性菌の出るメカニズムもペニシリンと同様で，

1. **抗菌薬を分解し，不活化する物質を分泌する．**
2. **抗菌薬が微生物に結合しにくくする．**
3. **微生物に入った抗菌薬を吐き出してしまう．**

といったものが多いです．
　さて，セファロスポリンを分類しましょう（**図2.10**）．まず，セファロスポリンは，

第1世代
第2世代
第3世代
第4世代
第5世代

と「世代」で分類します．要するに一番古いのが第1世代で，一番新しいのが第5世代です．第5世代のセファロスポリンは原稿執筆時点で日本にはありません．
　第1世代から第3世代までのセファロスポリンにはある程度の薬理学的な特徴の流

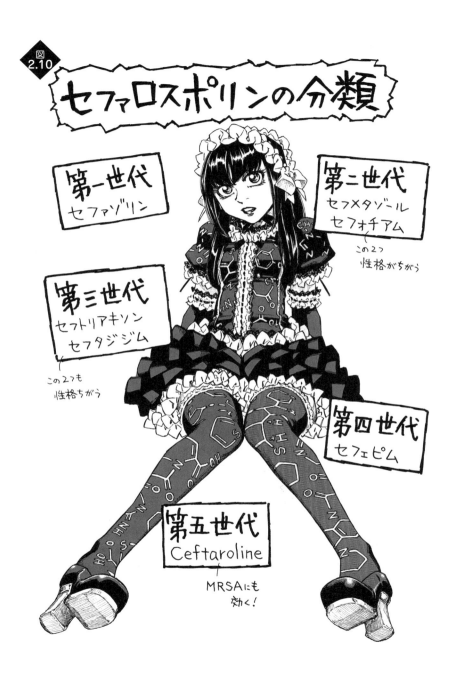

図 2.10 **セファロスポリンの分類**

第一世代 セファゾリン

第二世代 セフメタゾール／セフォチアム （この2つ 性格がちがう）

第三世代 セフトリアキソン／セフタジジム （この2つも 性格ちがう）

第四世代 セフェピム

第五世代 Ceftaroline （MRSAにも効く！）

2.3 主な抗菌薬の特徴 69

れがあります．すなわち，第1世代ではグラム陽性菌に強く，グラム陰性菌に弱い傾向にあるのに対して，2，3と世代が上がっていくにしたがい，グラム陽性菌に弱くなり，グラム陰性菌に強いという傾向が見られます．第4世代のセファロスポリンはグラム陽性菌への強さが復活し，かつ緑膿菌への効果があることが特徴です．第5世代のセファロスポリンは，通常βラクタム薬が効かないMRSA（メチシリン耐性黄色ブドウ球菌）に効果があるのが特徴です．

とはいえ，なにしろ時期だけが基準なので，このような「世代」の分類にはたくさんの例外が存在します（後述）．また，セファクロルのように，日本では第1世代に属するのに海外では第2世代に分類されることが多いなど，ファジーなところもあります．

ですから，「世代」については「ざっくり」抑えて，例外事項がたくさんあるよ，という理解の仕方をするのがよいと思います．

次に，セファロスポリンを経口薬と点滴薬に分類します．ペニシリンと違い，両者には大きな使い方の違いが存在します．なので，ここは大きな違いです．

まずは経口セフェム

まず結論です．残念なことに，日本で用いられている経口セフェムは誤用のことが多いのです．では何が誤用なのでしょうか．

日本では経口セフェムがとてもよく使われています．世界で1番「売れている」経口セフェムはフロモックス®（セフカペン・ピボキシル）です．2番目に売れているのはメイアクト®（セフジトレン・ピボキシル）です（2010年データ．Visiongain. Antibacterial Drugs, World Market Prospects, 2012-2022. より）．両者はほとんど日本で使われている日本製の抗菌薬です．したがって，日本は経口セフェムの大消費国なのだということが推測できます（厳密には，売り上げと使用量は同義ではないのですが，それでも日本で経口セフェムが大量に使われているのは間違いありません）．

セフカペン・ピボキシル，セフジトレン・ピボキシルはいずれも「第3世代」に属するセファロスポリンです．しかし，**第3世代経口セフェムはほとんどの場合，「使わない方がよい」抗菌薬なのです**（図2.11）．

なぜでしょうか．

1つ目の理由はバイオアベイラビリティです．第3世代経口セフェムは非常にバイオアベイラビリティが悪い，つまり消化管からの吸収が悪いのです．したがって，感染症には効果を示しにくいのです（**表2.2**）．

では，効果を示しにくい第3世代経口セフェムがどうして日本で汎用されるのかといいますと，それは「抗菌薬がなくても治る状態」によく使われているからです．例えば，かぜのようなウイルス感染症です．勝手に治る病気なら，「体に入っていかな

図 2.11 第3世代経口セフェムを使わない理由

バイオアベイラビリティ bioavailability → 投与された薬が全身の血中にどれだけ到達、作用するかの指数

かみくだくと
- 第3世代はバイオアベイラビリティが悪い
- ⇩
- 体中に吸収されない
- ⇩
- 感染症に効果が期待できない
- ⇩
- 使わなくてもいい薬
（もちろん例外あり）

そんな事あるんだネ

第3世代セフェムをむやみに投与して起きる弊害

CDI クロストリジウム・ディフィシル感染症

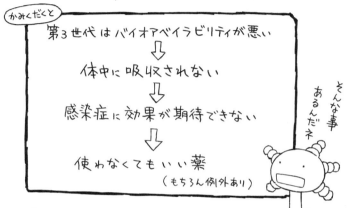

E.コリだからってむやみに駆逐してはいかんのです！

耐性菌の誕生

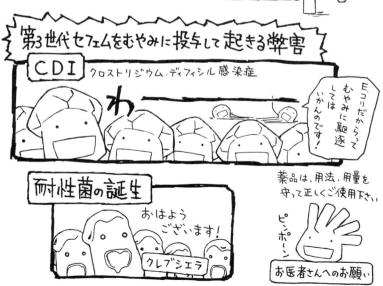

おはようございます！
クレブシエラ

薬品は、用法、用量を守って正しくご使用下さい
ピンポーン
お医者さんへのお願い

2.3 主な抗菌薬の特徴

表2.2 第3世代経口セフェムのバイオアベイラビリティ

薬名	商品名	バイオアベイラビリティ
セフカペン・ピボキシル	フロモックス®	35%
セフジトレン・ピボキシル	メイアクト®	16%
セフポドキシム・プロキセチル	バナン®	46%
セフジニル	セフゾン®	25%
セフテラム・ピボキシル	トミロン®	不明
セフチブテン	セフテム®	不明

[出典] 戸塚恭一, 浜田康次, 佐藤憲一『抗菌薬サークル図データブック 第2版』じほう
Grayson, M. Lindsay. Kucers' The Use of Antibiotics. 6th Edition. CRC Press.
青木洋介, セフェム系抗菌薬の使い方,『抗菌薬適正使用生涯教育テキスト 改訂版』日本化学療法学会

くても」問題ないのは当たり前ですね.

2つ目の理由は,「殺す菌の中途半端さ」です.

例えば, 第3世代経口セフェムは歯科の領域でよく用いられています. 口の中にある菌の多くはグラム陽性菌や嫌気性菌です. グラム陽性菌に弱く, グラム陰性菌に強い第3世代セフェムはうまく「かみ合いません」. 同様に, 皮膚軟部組織感染症もグラム陽性菌が原因になることが多いですが, しばしば第3世代経口セフェムが使われています.

よけいなグラム陰性菌を殺す第3世代経口セフェムは腸管内の腸内細菌(大腸菌など)を無駄に殺してしまいます. すると, 腸内の菌交代が起き, 病原性のある菌が増えてしまいます. 特に問題になるのが*Clostridium difficile*という菌による感染症で,「いわゆる」偽膜性腸炎の原因となります. 第3世代経口セフェムはクリンダマイシン, ニューキノロンと並ぶ, 偽膜性腸炎の最大の原因なのです.

このように, **第3世代経口セフェムは狙っている菌をあまり殺さず, よけいな菌を殺してしまう, とてもバランスの悪い抗菌薬**なのです.

では, 経口セフェムが全部だめなのかというとそうではありません. 例えば, 第1世代のセファレキシン(ケフレックス®など)です. 第1世代なので, グラム陽性菌に強く, 例えば皮膚軟部組織感染症にはよい選択肢となります. セファレキシンはバイオアベイラビリティもとてもよく, 90%は吸収されます. 前述のように(コラム参照),「古い抗菌薬が, 悪い抗菌薬とは限らない」のです. ペニシリン・アレルギーがあって使えない患者の「代替薬」としても, セファレキシンはしばしば使えます.

海外ではセファレキシンはよく使われている抗菌薬ですが, 日本だと「何それ」という医者も多いです. ここでも使い方のバランスの悪さが目立ちます. なお, 日本ではセファクロル(ケフラール®など)も第1世代セフェムとして分類されることが多

いと書きましたが，海外では第2世代に属するこのセフェムは，よけいなグラム陰性
菌を殺してしまいます．また，小児においては多型滲出性紅斑などの重篤な副作用
がまれに起きるといわれており，優先度としてはセファレキシンが優先されます．

点滴セファロスポリン

さて，なんか「微妙」だった経口セフェムに比べ，点滴セファロスポリンは臨床的
にはとても重要です．ほとんど毎日使っています．点滴セフェムを分類すると，

黄色ブドウ球菌や連鎖球菌に効くセフェム（いわゆる第1世代）
市中肺炎や尿路感染などに使うセフェム（第2世代の一部と第3世代の一部）
セファマイシン（第2世代の一部）
緑膿菌に効くセフェム（第3世代のセフタジジムと第4世代）
MRSAに効くセフェム（第5世代）

ここでは，「世代」ではなく，「使い方」で分類しています（**図2.12**）．ないしろ，ぼ
くは臨床の医者なので「歴史」よりも「現場」のほうが気になるのです（歴史も好きで
すが）．

黄色ブドウ球菌や連鎖球菌に効くセフェム（いわゆる第1世代）

これは，具体的には**セファゾリン（第1世代）とほぼ同義**といってもよいでしょう．
その名のまんま，黄色ブドウ球菌，そして連鎖球菌といったグラム陽性菌に効果があ
るのが特徴です．皮膚軟部組織感染症や感染性心内膜炎に用いることが多いです．

ただし，すでに述べたようにnafcillinやoxacillinよりは効果が落ちると考えられて
います．まあ，セファゾリンは2番手クラスなのですね．また，中枢神経への移行性
が悪いので，髄膜炎や脳膿瘍などには使えません．

あと，これはわりと重要なのですが，感染性心内膜炎にしばしば使うセファゾリン
は，その心内膜炎の重要な原因菌である腸球菌（*Enterococcus*）には使えません．
うっかり間違えそうになるので気をつけましょう．腸球菌に対してはアンピシリンや
バンコマイシンを用いることが多いです．

2.3 主な抗菌薬の特徴

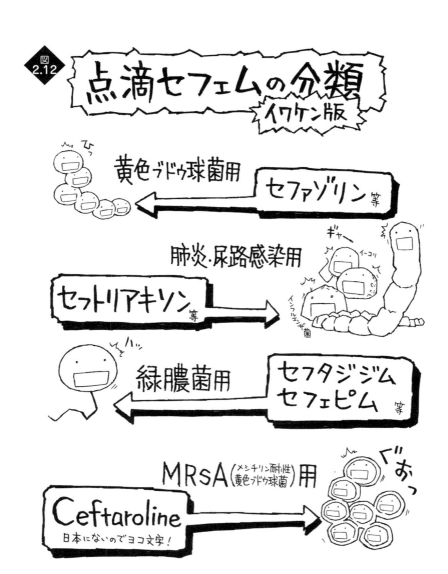

市中肺炎や尿路感染などに使うセフェム（第2世代の一部と第3世代の一部）

ここには，**セフロキシム（第2世代），セフトリアキソン，セフォタキシム（第3世代）**が入ります．特に使用頻度が高いセフトリアキソンについてここでは説明します．

その前に，セフトリアキソンが使えないときはどういうときか．また，セフトリアキソンが使えないときはどうすればよいかを説明します．

よくあるシナリオは，肝不全です．セフトリアキソンは肝臓で代謝されます．肝機能が悪くなると，セフトリアキソンはきちんと期待された通りに代謝されません．軽い肝機能異常ならそれほど問題にはなりませんが，重度の肝不全のある場合は，セフトリアキソンは使用しづらいです．

こういう場合は，セフォタキシムを使います．セフォタキシムはセフトリアキソンとほとんど属性は同じで，しかも腎代謝です．したがって，肝臓が悪くても腎臓から排泄されるセフォタキシムは問題になりませんから，こちらを選択すればよいのです．

では，なぜ最初からセフォタキシムを使わないのかというと，セフトリアキソンは半減期が長くて，1日1回投与が可能だからです．対して，セフォタキシムは通常1日3回投与です．

というわけで，重度の肝不全がある患者がセフトリアキソンを必要としているとき，代わりにセフォタキシムを使うのです．

他にもセフトリアキソンが使えなくなる条件はいくつかありますが，ややマニアックな内容ですので割愛します．

さて，ではそのセフトリアキソンは，どういう感染症に使えるのでしょうか．

例えば，市中肺炎（医療機関を受診しておらず，耐性菌のリスクが低い患者の肺炎）です．セフトリアキソンは肺炎球菌に優れた効果があります（一般的にグラム陽性菌には弱めな第3世代セフェムですが，これは例外の1つです）．また，インフルエンザ菌（*Haemophilus influenzae*），モラキセラ（*Moraxella catarrhalis*）といったよくある市中肺炎の原因菌もカバーします．セフトリアキソンは市中肺炎のよい選択肢なのですね．

ただし，セフトリアキソンはβラクタム薬，つまり細胞壁合成を阻害するため，もともと細胞壁のないマイコプラズマ（*Mycoplasma pneumoniae*）などには効果がありません．マイコプラズマ，クラミドフィラ（*Chlamydophila*），レジオネラ（*Legionella*）も重大な市中肺炎の原因菌です．したがって，「原因が特定されていない」市中肺炎の治療にセフトリアキソン「だけ」は問題です．この場合はアジスロマイシンのようなマクロライド系抗菌薬や，テトラサイクリン系抗菌薬，（ときに）ニューキノロン系抗菌薬をかませて用います．

肺炎球菌によく効くセフトリアキソンは，この菌による（あるいはインフルエンザ

2.3　主な抗菌薬の特徴　75

菌による）髄膜炎にもよく使います．中枢神経への移行性も優れており，そこはペニシリンGより優れた利点です．

また，セフトリアキソンは入院が必要な尿路感染症にもよく用いられます．原因菌は大腸菌（*E. coli*）が多いです．

あるいは，セフトリアキソンは性感染症の淋菌性尿道炎などにも用いることができます．海外では，筋肉注射用のセフトリアキソンがあり，これを用いることが多いですが，日本にはこれはありませんし，筋肉注射は痛いので，点滴薬を用いることが多いです．このとき，しばしばクラミジア感染症も併存しているので，一緒にアジスロマイシンなどを併用してクラミジア感染症も治療することが多いです．

セファマイシン（第2世代の一部）

日本にあるのはセフメタゾール．それからこれも分類法には諸説ありますが，フロモキセフなどがあります．

セファマイシンは，構造が他のセファロスポリンとは若干異なります．βラクタム環の水素原子の代わりにメトキシ基，OCH_3が付いています．セファマイシンは*Streptomyces lactamdurans*という放線菌目のグラム陽性菌から得られました．セファロスポリウムから得られた抗菌薬とその仲間をセファロスポリンというのに対し，ストレプトマイセスから得られた抗菌薬は厳密にはセファマイシンというのです．俗にいう第2世代に入りますが，極めて特殊な抗菌薬です．

嫌気性菌にも効果があるのが特徴で，しばしば腹腔内感染症に用いられます．

また，セフメタゾールはESBL産生菌と呼ばれる多剤耐性菌にも効果がある可能性が示唆されています．海外では，ESBL産生菌の感染症の治療薬はカルバペネムとされていますが，もしセフメタゾールにそのような効果があれば，広域抗菌薬のカルバペネムを無駄遣いしなくて済む効用があります．これについてはさらなる検証が必要です．

あと，セフメタゾールは特殊な抗酸菌（結核菌の仲間…，だけど結核菌ではない）に効果を示します．マニアックな知識ですが，ときに抗酸菌（結核菌以外の非結核性抗酸菌）感染症の治療にセフメタゾールを使うことがあります．

緑膿菌に効くセフェム（第3世代のセフタジジムと第4世代）

緑膿菌に効果があるセフェムの代表が，セフタジジムと第4世代セフェムです．セフタジジムは第3世代に属しますが，セフトリアキソンやセフォタキシムとは全然性格が異なり，肺炎球菌（やその他のグラム陽性菌）には効果が期待できません．別物と考えるべきです．

第4世代のセフェムにはいろいろありますが，**世界的に一番よく用いられ，臨床データが多いのはセフェピムです．**こちらは，セフタジジムとは異なり，黄色ブドウ球菌を含む多様なグラム陽性菌への効果が期待できます．

緑膿菌に効果があるこれらの抗菌薬は，もっぱら耐性菌の多い院内感染症に用いられます．

厚生労働省の院内感染対策サーベイランス事業（JANIS http://www.nih-janis.jp/report/kensa.html）の2012年のデータによると，緑膿菌に対するセフタジジムの感受性が83％，セフェピムについては80％とほぼ同様です．もっとも，これは病院や病棟によってもバラバラですから，個々の医療機関のローカルデータ（アンチバイオグラムといいます）を活用することが必要です．

セフェピムにはセフタジジムにはないアドバンテージがあります．1つは，グラム陽性菌に効果が高いこと．しかし，これはグラム陰性菌が原因と「分かっている」感染症については無駄に菌を殺し過ぎてしまう結果になるため，長所がそのまま短所に転じる可能性もあります．

もう1つ，セフェピムはAmpC過剰産生菌という耐性菌には効果が高いですが，セフタジジムは効果がありません．こういう菌が原因の感染症ではセフェピムが第一選択薬になります．

一方，セフェピムの弱点もあります．セフェピム脳症といわれる副作用がときどき見られる点です．特に，腎臓機能の悪い患者さんでは見られやすく，問題になります．

というわけで，セフタジジムとセフェピムはどちらにも長所と欠点があります（他のどの抗菌薬がそうであるように）．どちらのほうがベターな抗菌薬かどうかは，目の前の患者さんがどういう患者さんか，によります．抗菌薬を選ぶときはみだりに「好み」を作らず，それぞれの長所と欠点をよく理解することが大事です．それから，選択基準がたくさんあります．菌を殺すだけでなく，副作用や「菌を殺しすぎない」配慮も必要です．いろいろなところに「目配せ」がきかないと，妥当な抗菌薬は選択できないのですね．

MRSAに効くセフェム（第5世代）

これは日本にはないセフェムです．ceftarolineとceftobiproleという抗菌薬が出ています．MRSAのPBPにも結合できるという優れものです．ただ，MRSAに効果がある抗菌薬は近年たくさん出ていますので，この抗菌薬が他の抗MRSA薬と「相対的に」どのような立ち位置にあるのか，その「ポジショニング」が重要になります．現段階では，ぼくは第5世代のセフェムがないと治療できない患者さんを想定できません．したがって，その「ポジション」は日本の診療現場ではまだないか，あるいは

2.3 主な抗菌薬の特徴 77

極めて限定されていると思います.

モノバクタム

モノバクタムはセファロスポリンではありませんが,使い方が似ている β ラクタム薬なので,ここで紹介します.これに属する抗菌薬はアズトレオナムだけです.

モノバクタムの β ラクタム環は β ラクタマーゼに安定で,破壊されにくいのが特徴です.基本的には,好気性のグラム陰性菌にのみ活性があり,後述するアミノグリコシドにスペクトラムがとてもよく似ています.グラム陽性菌や嫌気性菌には効果が期待できません.

具体的には,グラム陰性菌の感染症で腎毒性が起きやすいアミノグリコシドが使いにくいとき,あるいはセフェムにアレルギーがあって使えないときなどにアズトレオナムが選択できます.ただし,アズトレオナムは一部構造がセフタジジムと同じなので,セフタジジムにアレルギーがある患者さんには使いません.

2.3.3 カルバペネム

カルバペネムは非常に広域な抗菌薬で,さまざまな菌に効果があります.したがって,「とりあえずカルバペネム」と安易に使われやすい抗菌薬でもあります. 逆に,適切にどの患者にカルバペネムを用いるべきで,他の抗菌薬では代替できないのか,という「見立て」が重要になります.他の抗菌薬でもよいのに,「とりあえず」カルバペネムを用いるのはよくありません(**図2.13**).

カルバペネムには,現在主に

イミペネム・シラスタチン(チエナム®)
パニペネム・ベタミプロン(カルベニン®)
メロペネム(メロペン®)
ビアペネム(オメガシン®)
ドリペネム(フィニバックス®)
ertapenem

があります.他にも経口薬がありますが,経口薬でスーパー広域抗菌薬のカルバペネムを使うのはものすごくまれなものすごくマニアックな使い方になるので(ぼくは使ったことがありません),ここでは割愛します.

ertapenem は1日1回投与できる特殊なカルバペネムですが,日本には存在しないのでこれも本書では割愛します.

ビアペネムは臨床データが十分でないので,これも割愛です(ぼくは使ったことがあ

78 第2章 抗菌薬を理解しよう

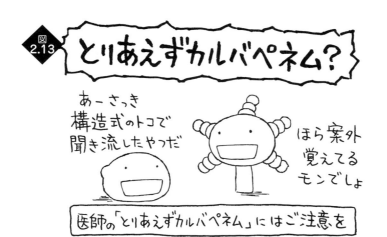

りません).

　また，ドリペネムは特に肺炎の治療成績が悪く，アメリカではこのカルバペネムは肺炎の使用は認可されていません．重症感染症で「肺炎ではない」と看破するのは初診時かなり難しく，またドリペネムが他のカルバペネムを凌駕する利点も存在しないため，ここではこれも割愛します．

カルバペネムとは

　カルバペネムはペニシリン，セファロスポリン同様，βラクタム薬に属する抗菌薬です．ワッカのところに炭素（カーボン）が入っており，カルバペネムという名称です．βラクタマーゼに対する安定性があり，非常に広域なのが特徴で，グラム陽性菌，グラム陰性菌（緑膿菌含む），嫌気性菌もカバーします．また，多剤耐性菌であるESBL産生菌，AmpC過剰産生菌にも効果が期待できます．

　で，注意すべきはむしろ，「ほとんど」なんにでも効くカルバペネムが「殺せない」菌はあるのか，という点です．もちろん，あります．そして覚えるべきはそちらの「少数派」なのだと思います．

　カルバペネムが効かない細菌で特に注意が必要なものは，

MRSA（メチシリン耐性黄色ブドウ球菌）
マイコプラズマ
クラミジア
レジオネラ
Stenotrophomonas maltophilia
Clostridium difficile

です．例えば，重症市中肺炎で，「重症患者だからカルバペネムだ！」とメロペネムを使っていたら実はレジオネラが原因だった…，なんていうケースはときどき見ます．また，集中治療室（ICU）でカルバペネムばかり使っていると，カルバペネム耐性の*Stenotrophomonas*が感染症を起こして問題となることがあります．「とりあえず」カルバペネムが危険なのはこういう理由です．

イミペネム・シラスタチン（チエナム®）

イミペネムはもともと土壌にある真菌からとれたシエナマイシンの構造を変化させて作ったものです．シエナマイシンが自然に分解してしまうもろい構造だったのに対して，イミペネムはとても安定性があるために，実用に耐えるものになっています．イミペネムは腎臓にあるデヒドロペプチダーゼ1によって分解されてしまうため，それを防ぐシラスタチンが加えられました．

昔，日本ではイミペネム（チエナム®）にクリンダマイシン（ダラシン®）を併用する「チエダラ」と呼ばれる方法が流行しました．スペクトラム的には意味がなく，チエナム®がカバーしていてダラシン®がカバーしない菌はほぼ皆無なのですが，壊死性筋膜炎で複数の菌が原因のときはタンパク質合成を阻害する目的でこのような方法をとることがあります．逆にいえば，それ以外のときに「チエダラ」を行う理由はありません．

パニペネム・ベタミプロン（カルベニン®）

これは日本で開発された初めてのカルバペネムです．ベタミプロンは腎毒性を減らすために加えられました．日本では髄膜炎に適応のある抗菌薬として有名ですが，臨床データに乏しく，国外でも韓国と中国など一部の国でのみしか用いられていません．特に「小児の髄膜炎はカルベニン®」と思われている人は多いですが，日本神経治療学会の「細菌性髄膜炎の診療ガイドライン」でも，例えば肺炎球菌に対しての推奨度は「V-C1 記述研究による 行うよう勧められる エビデンスを欠くが一定の医学的根拠あり」と，メロペネムの「IV-B 分析疫学的研究による 行うよう強く

勧められる　一定のエビデンスあり」よりもエビデンスの質も推奨度も低いです．その他の原因菌については推奨がほとんどありません．これもプロモーションにだまされているパターンです（https://www.jsnt.gr.jp/guideline/img/saikinzuimaku.pdf）．髄膜炎以外の感染症についても臨床データに乏しく，ぼく自身は使ったことがありませんし，「カルベニンでないと治せない患者」を想定できません．

メロペネム（メロペン®）

　こちらも日本で開発されたカルバペネムです．腎デヒドロペプチダーゼ分解に抵抗性を示すため，イミペネムのようにシラスタチンを必要としません．抗菌スペクトラム（殺せる菌の種類の大きさ）はイミペネムなど，他のカルバペネムと本質的には同じです．

　カルバペネムは複数病院においておく必要はなく，どれか1つあれば日常診療には問題ありません．一部の腸球菌に対してそれぞれのカルバペネムの感受性が異なったりしますが，そもそも腸球菌に（過度にグラム陰性菌を殺す）カルバペネムを使う「必然性」はありません．あとは，ノカルジアなどごくごくマニアックな感染症でカルバペネムの「使い分け」をすることがありますが，この辺は感染症のプロの領域に属すると思います．

　カルバペネムの副作用は，ペニシリンなどと同様（アナフィラキシーなど）ですが，特にけいれんが問題になることがあります．

　さて，カルバペネムは複数の原因菌，特に多剤耐性菌が懸念される患者で，死ぬか生きるかの重症感染症のときに用います．敗血症性ショックとかですね．カテーテル感染などでMRSAをカバーすべきときなどにも，「とりあえずカルバペネム」と使われていることが多いです．あと，各カルバペネムの臨床的な属性（実験室での属性ではなく！）を考えず，製薬メーカーのプロモーションに踊らされて特定のカルバペネムに固執する例もよく見ます．これも問題ですね．

2.3.4 アミノグリコシド

　アミノグリコシドは比較的古い抗菌薬で，ペニシリンが発見されてすぐ，1940年代にすでに実用されています． 最古のアミノグリコシド，ストレプトマイシンの開発が1944年，ゲンタマイシンが1963年，トブラマイシンが1967年，アミカシンが1972年です．アミノ基と配糖体（グリコシド）があるので，アミノグリコシド．そのまんまですね．グリコシドは配糖体そのものの名前であり，かつその配糖体と加水分解して結合した結合の名前でもあります（グリコシド結合）．

2.3　主な抗菌薬の特徴　　81

アミノグリコシドは細菌のリボゾームに結合してタンパク質合成を阻害します.

アミノグリコシドは好気性グラム陰性菌（緑膿菌含む）にもっぱら効き，基本的にはグラム陽性菌や嫌気性菌には効きません.「基本的には」と書いたのは，もちろん例外があるからで，例えば他の抗菌薬と併用することでブドウ球菌や腸球菌といったグラム陽性菌にも効果を発揮します．感染性心内膜炎のような重症感染症にはこのような併用療法をしばしば用います．また，軟膏のように感染局所に高い濃度を達成するような投与の仕方であれば，グラム陽性菌にも効きます．例えば，ちょっとした皮膚の感染症はブドウ球菌が原因のことが多いですが「ゲンタシン軟膏（ゲンタマイシン）」のようなアミノグリコシドの軟膏薬がよく効きます.

アミノグリコシドは濃度依存性の抗菌薬で，高い最高血中濃度を獲得したほうがよく効きます．したがって，1日1回投与のことが多いです．しかし，濃度が高まると副作用も起きやすい抗菌薬であり，その辺の微調整が難しいです．したがって，血中濃度を定期的に測りながら投与量を調節するTDM（therapeutic drug monitoring）が必要な抗菌薬の1つです.

アミノグリコシドの副作用で特に問題になるのは耳と腎臓です．腎不全の原因としては重要で，特に高齢者では慎重な使用が必要になります．また，耳の毒性とは厳密には「第8神経」（12ある脳神経の1つ）の毒性です．ここは聴力のみならず，三半規管など，人間のバランスを司るところです．したがって，アミノグリコシドの副作用は聴力のみならず，平衡感覚なども奪ってしまうことがあるのです．入院患者さんとかは寝たきりの人も多く，「立てるか」「歩けるか」といったことはチェックされないことも多いので，特に要注意です.

ストレプトマイシンのような特殊なアミノグリコシドは結核菌に効果があり，ときどき結核の治療に使います．他の抗酸菌（結核菌の仲間）にも効果があります．あと，野兎病（*Francisella tularensis* 感染症）やペスト（*Yersinia pestis*）といった非常にマニアックな感染症にも効果があります.

現在では，いろいろな代替薬があるため，毒性の強いアミノグリコシドを日常診療で用いることは珍しくなりました．それでも，感染性心内膜炎や多剤耐性菌感染症の治療には必要になる抗菌薬です．できれば，感染症の専門家と一緒に使った方がよいと思います.

2.3.5 テトラサイクリン，クロラムフェニコール

テトラサイクリン

テトラサイクリン系抗菌薬は臨床現場で過小評価されています．かなりミラクルな薬なんですが.

82　第2章　抗菌薬を理解しよう

では，何が，ミラクルなんでしょう．

それは，テトラサイクリン系の抗菌薬が持つ，驚くほどの広域性．はっきりいって，スペクトラムの広さからいったら，カルバペネムも真っ青です（**図2.14**）．

テトラサイクリン系はグラム陽性菌に効果があります，グラム陰性菌にも効果があります．あまり知られてはいませんが，（一部の）嫌気性菌にも効きます．ここまでは，まあ普通です．

しかし，テトラサイクリン系の「恐ろしさ」はここからです．テトラサイクリン系はマイコプラズマに効きます．クラミジアに効きます．リケッチア（ツツガムシ病含む）にも効きます．レジオネラにも効きます．梅毒やレプトスピラ症，ライム病といったスピロヘータ感染症にも効きます．ブルセラ症，類鼻疽（*melioidosis, B. pseudomallei*感染症），回帰熱（ボレリアによる感染症），ウィップル病，ノカルジア，エーリキア（アナプラズマなど）にも，そしてマラリアなどの原虫にも効果がある…，ね，ミラクルでしょう．

現在，臨床現場で使われているのは，ドキシサイクリンやミノサイクリンでしょう．前者は1962年，後者は1967年に開発されたもので，スペクトラムが広くなり，半減期が伸びて，組織移行性が向上しています．1953年に開発されたテトラサイクリン（オリジン）は現在，現場で使うことはほとんどありません．

ミノサイクリンは黄色ブドウ球菌に活性があり，またハンセン病の原因（*Mycobacterium leprae*）にも使えることがあります．逆にいえば，無駄に黄色ブドウ球菌をカバーしたくないときはドキシサイクリンを使うのがリーズナブルです．ただし，点滴薬はミノサイクリンしかありません，日本では．

テトラサイクリン系抗菌薬は，リボゾームに結合してタンパク質合成を阻害するタイプの抗菌薬です．

テトラサイクリン系は消化管からの吸収がよくPK的には便利な薬です．ただ，消化器症状を起こしやすいため，むしろ食事といっしょに飲んだほうがよいようです．

最近ではマクロライド耐性のマイコプラズマ肺炎が増えてきたため，こういうときにもテトラサイクリン系を使うことが増えてきました．

しかし，**テトラサイクリン系は副作用が問題**で，特に小児の場合，歯が黄色く染まってしまう副作用があります．そのため妊婦にも原則禁忌になっています．あと，発疹や悪心・嘔吐，光過敏とわりと副作用が多い抗菌薬です．スーパー広域抗菌薬なのにあまり使われないのは，そのためでもあります．

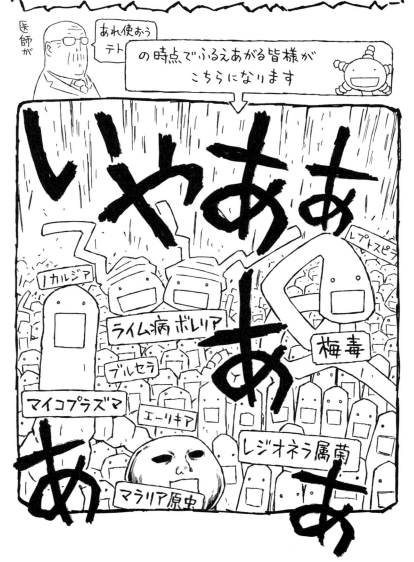

チゲサイクリン

チゲサイクリンは厳密にはテトラサイクリン系ではないのですが，構造上はよく似たグリシルサイクリン系抗菌薬に分類されます．

チゲサイクリンはとても広域な抗菌薬で，MRSA，VRE（バンコマイシン耐性腸球菌）といった耐性グラム陽性菌，多くのグラム陰性菌（多剤耐性アシネトバクター含む，ただし緑膿菌やプロテウスには効かない）にも効果があります．しかし，あまりに広域すぎて「カバーしちゃい過ぎ」なところがあり，現実の感染症に用いることはほとんどありません．MRSA感染症にグラム陰性菌カバーしてもねえ，って感じです．多剤耐性アシネトバクターは海外では大問題ですが，日本ではとてもまれですし．それに，チゲサイクリンは重症感染症では死亡率が高いことも知られており，どうも八方美人的に菌を殺すけどあまり役に立たない，って感じみたいです（*Clin Infect Dis.* 2012 Jun; 54(12):1699-1709.より）．

クロラムフェニコール

これを使ったことがない，という方も多いでしょうが，ぼくもほとんど使ったことがありません．

クロラムフェニコールが見つかったのは，1947年，ベネズエラの土からです．抗菌薬ってやたら土から見つかっていますね．ココホレワンワン．リボゾームに結合し，タンパク質合成を阻害します．テトラサイクリンと同じですね．

クロラムフェニコールも，テトラサイクリン系に負けず劣らず広域な抗菌薬です．グラム陽性菌，グラム陰性菌，そして嫌気性菌にも効果があり，クラミジア，マイコプラズマ，リケッチアなどの細胞内感染細菌にも効果があります．ただし，再生不良性貧血，視神経炎，そしてグレイベイビー症候群（皮膚が灰色になるのでこの名称だそうですが，ぼくは見たことがありません）という新生児の致死的な副作用のために，人気のない薬になってしまいました．日本では産婦人科領域で膣錠，あるいは点眼薬として，わずかに用いられています．

2.3.6 マクロライド，クリンダマイシン

マクロライド

マクロライド系抗菌薬は世界的にもポピュラーですが，特に日本ではよく使われています．処方が簡単で，副作用が少ない（ように見える），そしていろいろな菌に効くといった理由はありますが，何よりも大きな理由は「昔から使っている」「みんなが使っている」といった習慣的な理由だとぼくは思います．

もっともクラシックなマクロライドであるエリスロマイシンは，1952年フィリピ

ンの土から発見されました．わりと古い抗菌薬です．代表的なのはエリスロマイシン，クラリスロマイシン，そしてアジスロマイシンです．ラクトン環が連なった，大環状（マクロ）ラクトンを作っています（だから，「マクロ」ライドと呼ばれています）．分子量の大きな抗菌薬です．アジスロマイシンはラクトン環の数が15個と多く，そのため胃酸に対する安定性，血中半減期が改善されています（1日1回投与OK）（**図2.15**）．

マクロライドは消化管からの吸収があまりよくありません．特に，エリスロマイシンとクラリスロマイシンは空腹時に飲む必要があります．

マクロライドはβラクタム薬と異なり，細胞壁には作用しません．細胞内のリボゾームに結合します．リボゾームはタンパク質の合成に役に立っているので，ここを阻害するとタンパク質合成ができなくなり，そして細菌は死んでしまいます．マクロライド系抗菌薬は「静菌的」，すなわち細菌の増殖は抑えるけれど，（試験管の中で）減らすことはない（「殺菌的」ではない）といわれています．ただ，これも菌によって例外がありますし，そもそも「静菌的」とか「殺菌的」というのが実臨床，つまり患者さんに対して意味があるかというと，「あんまり意味がない」というのが実際です．まあ，「試験管と人間は違う」ということで，あんまりここを気にする必要はありません．

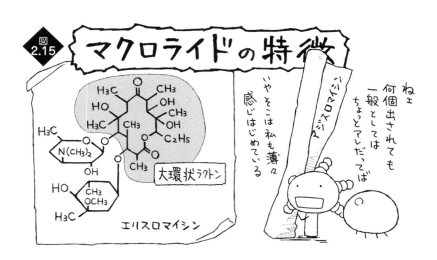

ただし，マクロライド系の抗菌薬はメチャクチャ効果が高い，わけではないのもまた事実です．いろいろな菌には効くんだけれど，重症感染症には使いにくい．ここでも「広さ」と「強さ」は別物です．

　マクロライドは，肺炎球菌やA群溶連菌といったグラム陽性菌に効果があります．ただし，近年では耐性菌が増えており，こういった菌に使うのは難しくなってきています．厚生労働省院内感染対策サーベイランス事業（JANIS）によると，肺炎球菌の86.6％はエリスロマイシン耐性です（2012年）．また，A群溶連菌（*S. pyogenes*）の52.9％もエリスロマイシン耐性でした（同年）．これでは，ちょっと使えませんね．インフルエンザ菌の一部にもマクロライドは使えますが，あまりグラム陰性菌には効果がありません．例外としてはカンピロバクターという鶏肉から感染する腸炎の原因菌があります．これにはマクロライドはよく効きます．ただし，ぼくはカンピロバクター腸炎にはほとんど抗菌薬は使いません．カンピロバクター腸炎はたいてい自然に治ってしまいますし（抗菌薬はほとんど不要），そもそも，マクロライドの大きな副作用に下痢があり，抗菌薬処方したほうが下痢の治りが悪くなる，という逆説もよく経験します．食品関係者（焼き鳥屋さんとか）には「除菌」目的でマクロライドを出すことがありますが，そういう例外を除けば，「菌を殺すことは手段に過ぎず，目的ではない」のです．

　あと，マクロライドは細胞壁を持たない細菌にも効果を発揮するのが便利です．呼吸器感染症の原因になるマイコプラズマ，クラミドフィラ，レジオネラ．性感染症の原因になるクラミジアなどには細胞壁がありませんが，こういう菌たちにもマクロライドは有効なのです．ただし，最近はマイコプラズマのマクロライド耐性菌が増えているのが問題です．

　さらに，マクロライドは胃潰瘍や胃がんなどの原因として有名なピロリ菌（*Helicobacter pylori*）にも効果があります．ただし，こちらも耐性菌が増えていて，**とにかくマクロライドは耐性菌が問題です．**

　その耐性菌，どのようなメカニズムで起きるのでしょうか．

　1つ目は，細胞からのマクロライドのくみ出しです．*mef*という遺伝子が原因となります．

　また，マクロライドはリボゾームにくっついてこの効果を発揮しますが，このリボゾームタンパクの変化も大きな耐性のメカニズムです．特に，遺伝子のアデニンの部分のメチル化が原因となるMLSBタイプが有名です（マクロライドだけでなく，リンコマイシン（クリンダマイシン），ストレプトグラミンにも耐性化するので，こんな名前です）．*erm*という遺伝子が原因となっています．アデニンのメチル化により抗菌薬がリボゾームにくっつきにくくなります．

さらに，最近注目を集めているのがマクロライドの抗炎症作用です．これは，日本では汎細気管支炎（DPB）の治療法として認知されており特に目新しいものではありませんが，最近同様の治験が欧米でもようやく認識され始め，他の慢性呼吸器疾患にも使えるのではないか，と考えられています（*N. Engl. J Med.* 2011; 365(8):689-698. より）．ただし，使い過ぎによる耐性菌の増加とトレードオフの関係にありますから，どういうふうにマクロライドを使えばよいかについては，まだ世界的なコンセンサスがありません．

　マクロライドの副作用としては前述の「下痢」が一番多いです．逆にこの副作用を逆手に取って，ICU（集中治療室）患者の便秘予防に使ったりすることもあります．

　まれですが重要なのがQT延長（心電図異常の一種）とそれに伴うtorsade de pointes（不整脈）です．アメリカの研究では，アジスロマイシンの処方で患者の心臓死のリスクが高くなったことが報告されています（Azithromycin and the risk of cardiovascular death. *N. Engl. J Med.* 2012 May 17; 366(20):1881-1890. より）．

　マクロライドは肝臓のチトクロームP450系により代謝されます．同様の代謝経路を持つ薬剤とは相互作用を起こします．例えば，シクロスポリンなどの免疫抑制薬のレベルが上がり，患者さんの免疫能がんがん落ちてしまうこともありますし．ワルファリンという抗凝固薬を飲んでいる患者さんだと，抗凝固能（血が固まりにくくなる）が強まりすぎて出血の懸念があります．薬の相互作用は常にチェック，再チェックが基本です．

　マクロライドは，上述の呼吸器感染症，性感染症，カンピロバクター腸炎，そしてピロリ菌除菌によく使われます．他にも抗酸菌（結核菌の仲間）の感染症や，バルトネラというマニアックな最近の感染症，百日咳（*Bordetella pertussis*感染症）の治療にも使います．

クリンダマイシン

　クリンダマイシンですが，構造上はリンコマイシンといって，マクロライドの親戚筋にあたります．1962年，ネブラスカ州リンカーンという場所で発見されたのでリンコマイシンというわけ．

　クリンダマイシンはマクロライド同様，リボゾームにくっついて効果を発揮します．が，マクロライドとはあまり性格が似ていません．基本的に，肺炎球菌やA群溶連菌などのグラム陽性菌と，嫌気性菌のみをカバーし，グラム陰性菌にはあまり効きません．A群溶連菌による重症感染症に「壊死性筋膜炎」，またの名を「人喰いバクテリア感染症」がありますが，この治療にペニシリンGとクリンダマイシンを併用することがあります．クリンダマイシンはペニシリンと異なりタンパク質の合成を阻

害しますが，溶連菌が産生する毒素をストップさせる効果が期待されているのです．ちなみに，よくクリンダマイシン（ダラシン®）はカルバペネムと併用されて「なんとかダラ」という名前で日本では用いられていますが，これにはほとんど意味がありません．また，「横隔膜より下」の嫌気性菌，特にバクテロイデス（*Bacteroides*）にはあまりクリンダマイシンは効かず，他の薬（メトロニダゾール）などが選択されることが多いです．他にもトキソプラズマやバベシアといった原虫感染症（広い意味で，マラリアとかの仲間です）にも効きますが，こういうマニアックなのは感染症のプロに任せておいた方がよいでしょう．あと，第3世代セフェム，キノロン同様，*Clostridium difficile* による偽膜性腸炎のリスクが大きいのも特徴です．

　海外の教科書ではクリンダマイシンについては，マイコプラズマなどは耐性で使ってはならない，と記載されていますが，日本では実験室内でのデータをもとに「効果がある」と喧伝されていたことがありました．最近ではそういう主張もほとんど聞かれなくなりましたが…．

2.3.7 メトロニダゾール

　メトロニダゾールは，もっぱら嫌気性菌に効果があるのが特徴の薬です．クリンダマイシンなどでは耐性が出てしまう横隔膜より下の嫌気性菌，特に *Bacteroides* にも効果が高いのが特徴で，腹部の感染症によく使います．そして，*Clostridium difficile* にも効果があるため，偽膜性腸炎の第一選択薬として用いることが可能です（ただし，アメリカなどではメトロニダゾール耐性菌が増えたため，重症例にはバンコマイシンが第一選択となります）．また，ピロリ菌（*Helicobacter pylori*）にも効果があるため，こちらはセカンドライン（代替薬）として治療の選択肢に入っています．その他，トリコモナスやジアルジア，赤痢アメーバといった原虫感染にも用います．

　メトロニダゾールの薬理作用は，メトロニダゾールが病原体の細胞内で作り出す物質やフリーラジカルによって，DNAや他の重要な分子が壊してしまうからだ，といわれています．

　メトロニダゾールはとても吸収がよく，経口薬でも体のあちこちにまで行き渡ります．では，経口薬だけでよいじゃないか，と思うかもしれませんが，例えばお腹の病気とかで口から飲めない患者さんもいます．そこで，点滴薬が必要になるのですが，残念ながら日本にはメトロニダゾールの点滴薬がありません．日本の抗菌薬事情も近年ずいぶん改善してきたのですが，ここはまだ他国に追いついていないところです．

　メトロニダゾールのいいところは，耐性を獲得しにくいところです．普通，いくつものステップを経ないと耐性化しません．ただし，トリコモナスやジアルディアの耐性は散見されており，治療失敗の原因となっています．

メトロニダゾールは，中枢神経，末梢神経系の副作用をたまに起こします．あと，お酒と一緒に飲むと二日酔い症状を起こす（アンタブス効果といいます．いや，別にあなたのことではありません）ので，これも注意が必要です．

2.3.8 グリコペプチド

グリコペプチドは，名前のまんまで糖（グリコ，はグルコースから派生した「糖」という意味ですが，「あの」メーカーさんからもすぐ連想できますね）とペプチド（短めのタンパク質）からできています．**代表的なのがバンコマイシンとテイコプラニンです．**テイコプラニンはアメリカにないので，「アメリカ中心」の現代医療において知名度はいまひとつですが，別にダメな抗菌薬というわけではありません．ヨーロッパとかでも使っていますし．あと，最近ではtelavancinというグリコペプチドも開発されています．

バンコマイシンが発見されたのは1956年のことで，ボルネオの土から見つかりました．征服する（vanquish）という勇ましい英単語からこの名が付けられました．テイコプラニンは，1970年代にActinoplanes teichomyceticusという菌が作っている物質として発見されました．で，この名前というわけ．

で，バンコマイシンは意外に古い抗菌薬で，1950年代にはもう臨床現場で使われていました．ただ，当時のバンコマイシンは不純物が混じっていたりして腎不全を起こしやすく，「使えない」抗菌薬として立場を失いました．ところが，1980年代頃から多剤耐性菌のMRSA（メチシリン耐性黄色ブドウ球菌）感染症が問題になり，**MRSAはβラクタム薬すべてと，その他のほとんどの抗菌薬にも耐性を示したため，これに効果があったバンコマイシンが奇跡のカムバックを果たしたのです．**精製技術も上がり，バンコマイシンの副作用もずっと少なくなりました（**図2.16**）．

グリコペプチドはβラクタム薬同様，細胞壁構築阻害によって細菌を殺します．特にグラム陽性菌に効果があり，ブドウ球菌や腸球菌に用いられます．他にグラム陽性桿菌（青くて長い菌）にも効果があり，多剤耐性のClostridium difficileにも効果があるため，偽膜性腸炎の治療に使うことができます．グリコペプチドは分子量が大きいので消化管から吸収されず，もっぱら注射薬として使われますが，偽膜性腸炎の治療の場合のみ，その吸収の悪さが「とりえ」になっています．で，経口薬としてバンコマイシンを使います．

グリコペプチド耐性菌は極めてまれですが，バンコマイシン耐性黄色ブドウ球菌（VRSAと，中等度耐性のVISA），バンコマイシン耐性腸球菌（VRE）ともに見つかっています．どちらも日本ではそんなに多くはないのですが，要注意ではあります．

副作用としては，難聴，腎不全が問題になります．あと，急いで点滴するとヒスタミンが体内に増えてカラダが赤くなってしまう「レッドマン症候群」という副作用を

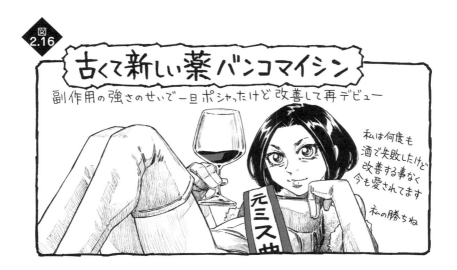

図2.16 古くて新しい薬 バンコマイシン
副作用の強さのせいで一旦ポシャったけど改善して再デビュー

起こすことがあります．レッドマンってかっこいい名前ですが，困ります．ただし，これは本当のアレルギー反応ではないのでゆっくり点滴することで回避できることが多いです．

　バンコマイシンもテイコプラニンも治療に有効な血中濃度と，副作用の出る血中濃度との差が大きくないのが問題です．そこで丁寧に点滴する必要があります．どのくらい体に入っているかは計算しづらいため，血中濃度を測定して，投与量を調整してやるTDMが必要です．グリコペプチドのみならず，アミノグリコシド系でもTDMは行います．

2.3.9 その他の抗耐性菌薬

キヌプリスチン—ダルフォプリスチン（ストレプトグラミン）

　キヌプリスチン—ダルフォプリスチン…って読みにくいですね．ストレプトグラミンというタイプの抗菌薬です．2つの抗菌薬の合剤を用いることで効果が高まるようになっています．リボゾームに結合してタンパク質合成を阻害します．MRSA（メチシリン耐性黄色ブドウ球菌）にも効果がありますが，この目的で用いることはほとんどありません．この薬は**もっぱらバンコマイシン耐性腸球菌（VRE）を狙って使います**．ただ，*E. faecium*には効果があっても*E. faecalis*には効かないとか，注射薬し

かないとか，他にもVREに効く抗菌薬が次々出てきたなどの理由から，1990年代に導入された本剤．近年ではほとんど使われなくなってしまいました．

リネゾリド

リネゾリドは，オキサゾリヂノンという比較的新しいタイプの抗菌薬です．やはりリボゾームに結合し，タンパク質合成の阻害作用を持ちます．ストレプトグラミン同様，MRSA，VREなどによく効きます．

リネゾリドは，ストレプトグラミンと異なり，*E. faecalis*にも効果を発揮します．これが利点の1つ目です．また，PK的に有利で，腸管からの吸収がよく，経口でも使えます．副作用が少なく，腎機能が低下しても使いやすいのも特徴です．ただし，非常にお値段が高く，1日2万円以上することと（健康保険で3割負担でも毎日何千円もします），セロトニン症候群という副作用があるため，抗うつ薬のSSRIとの併用が禁忌なのは，注意が必要です．

バンコマイシンが使いにくい（腎不全などで）ときにリネゾリドはよく選択されますが，数週間使うと血球減少が起きやすいのが欠点です．肺炎についてはバンコマイシンよりもよく効く，という研究もありますが，このデータについてはちょっと賛否両論ですね．

ダプトマイシン

ダプトマイシンは，サイクリック・リポペプチド（cyclic lipopeptide）という新しい種類の抗菌薬です．脂質豊かな細胞膜にカルシウムイオンとともに結合し，膜の破壊によって細菌を細胞死に追いやるという薬理作用です．したがって，構造的には細胞膜に親和性の高いように脂質に溶けやすくなっています．ダプトマイシンは肺のサーファクタントという物質で加水分解されるために肺炎には使えません．これはグリコペプチドやリネゾリドにはない欠点です．やはりMRSAやVREに効果があり，近年では**MRSAや腸球菌による菌血症や心内膜炎で，バンコマイシンが使いにくいときに代替薬としてよく用いられています．**副作用としてはミオパチー（筋肉の異常）が有名です．

チゲサイクリン

テトラサイクリン系（82ページ参照）のところをご参照ください．

2.3.10 フルオロキノロン

　フルオロキノロンとか単にキノロンと呼ぶこの抗菌薬は，クロロキン合成過程の副産物がグラム陰性に効果あり，という偶然の出来事から見つかりました．ペニシリンと同じで偶然の産物なんですが，それを見逃さないするどい目が科学者には必要だ，というわけですね．

　使い勝手のよさで抜群の人気を誇るキノロン系の抗菌薬です．経口薬なのに（第3世代セフェムなどと異なり）とてもバイオアベイラビリティがよくて点滴薬に近い効果が期待できます．広域スペクトラムで，副作用もそんなに多くない．

　それだけに乱用されがちなのもまた事実．使いやすそうな薬ほど，きちんと勉強するのが大事です．

　キノロンの構造はベンゼン環が2つくっついたものにさらに環状構造がくっついています．環状構造にはかならず窒素（N）が付いています．また，最近のキノロンにはフッ素（F）が付いています．フッ素は英語でfluorineですが，ですからfluoroquinoloneというのですね．このフッ素が抗菌効果を高めています（**図2.17**）．

　キノロンは細菌のトポイソメラーゼという酵素を阻害します．トポイソメラーゼとは，細菌のDNAが安定して機能するために必要な酵素です．DNAは細菌の分裂やその他多くの活動に必要な遺伝子情報ですから，そこをターゲットにすれば細菌を殺すことが可能，というわけですね．トポイソメラーゼはいくつかの酵素の総称ですが，キノロンは特にトポイソメラーゼII（別名を，DNAジャイレースgyraseともい

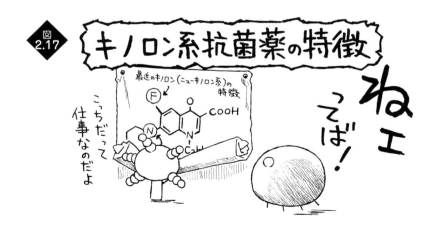

います）とトポイソメラーゼIVに作用します．逆に，トポイソメラーゼをコードする細菌の遺伝子に突然変異が起こると，キノロン耐性化が生じます．

前述のように，PK/PD的に優れた抗菌薬です．バイオアベイラビリティがよく，各臓器への移行性も悪くありません．濃度依存性の抗菌薬なので，βラクタム薬のような頻回投与は不要で，多くは1日1回投与です．

日本では，PK/PD理論の取り入れが遅れたため，昔は薬理学的に不適切な抗菌薬使用が行われてきました．近年になってこれが是正されてきているのですが，問題は今でも残っています．例えば，レボフロキサシン．これは日本で開発した抗菌薬なのですが，自国で開発したくせに日本では間違った投与方法を採用していました．諸外国では500 mgを1日1回投与が通常ですが，日本では100 mgを1日3回投与だったのです．濃度依存性の抗菌薬を分割すると効果が落ちますから，これではせっかくの薬理属性がスポイルされます．最近，ようやく日本でも添付文書の改訂がなされ，クラビット®錠（レボフロキサシン）は500 mgを1日1回投与となりました．しかし，特許の切れたジェネリック薬はいまだに100 mgを1日3回投与です．「普通の感覚」であれば，ある医薬品の薬理学的な不備が見つかり，訂正された場合はジェネリック薬も同様に直すのが当たり前です．日本の薬理行政ってとても不思議ですね．

前述のように**キノロンはとても広域な抗菌薬で，「ある意味」カルバペネムよりも広域**です．グラム陽性菌に効き，グラム陰性菌に効き，（ときに）嫌気性菌に効き，細胞壁を持たないマイコプラズマなど「非定型」な肺炎原因菌に効き，結核菌など抗酸菌にも効き，（一部の）MRSAに効きます．特に肺炎球菌に効きがよいものを総称して，レスピラトリー・キノロン（respiratory quinolone, 呼吸器用キノロン）と呼ぶこともあります．レボフロキサシンなどがこれにあたります．

逆にその「広域さ」が仇になることもあります．例えば，キノロンは肺炎によく用いられますが，普通の肺炎だと思っていたら，実は肺結核だった，なんてことはよくあります．キノロンには「抗結核作用」があるのですが，よかったよかった，ではありません．結核は最低でも6ヶ月という長い長い治療を必要とし，また複数の薬の併用が基本です．1週間程度キノロンを使っても結核は治癒しません．培養検査がうまくいかなくなり，診断が遅れたり，耐性菌が増えたり，悪いことばかりです．

抗菌薬は「広域のほうがよい」というのは間違いです．むしろ，ピンポイントで狙った菌にだけ効くほうがよいのです．大事なのは，「狙った菌」がなんなのかを言い当てる，医者の力量のほうなのです．それが足りないと，「広域のほうがよい」になるのです．

また，キノロンは「副作用が少ない」薬と考えられていますが，副作用はある程度あります．特に多いのが中枢神経症状です．頭痛，めまい，睡眠障害などの比較的軽

いものから混乱や意識障害，見当識障害などまでさまざまな神経症状がみられます．次に有名なのが軟部組織に対する障害作用で，特に関節，腱に作用します．関節や腱に炎症を起こしたり，ときにはアキレス腱を断裂したりということもありえます．特に高齢者では要注意です．また，小児は特に軟骨に血管が残っておりキノロンの濃度が高まるため，軟骨に対する毒性が強いという懸念があります．もっとも，この事実は動物実験によって確認されたものだけで，人間に本当に問題があるのかは不明です．一般にキノロンは妊婦や小児には禁忌ですが，他に代替となる抗菌薬がなく，感染症が重篤な場合は躊躇することなくキノロンを使うべきだと思います．また，最近では網膜剥離の報告も出ています（*JAMA*. 2012 Winter; 307(13):1414-1419. より）．

他にもキノロンには不整脈（QT延長症候群）や光過敏性といった副作用があります．また，ガチフロキサシンというキノロンは血糖異常（高血糖，低血糖）が問題になり，現在では使われなくなってしまいました．

それから，キノロンはクリンダマイシン，セフェム同様，CDI（*Clostridium difficile* 感染），いわゆる偽膜性腸炎を惹起しやすい抗菌薬として有名です．下痢を起こす可能性は比較的大きいのです．

また，比較的新しいモキシフロキサシンは尿路への移行が悪く，尿路感染症には使えません．「尿路感染といえばキノロン」というパターン認識をしていると，失敗します．

薬の相互作用にも要注意です．PK/PD的には優等生のキノロンですが，抗酸剤や鉄剤，便秘薬（酸化マグネシウム）などと併用すると吸収が悪くなります．酸化マグネシウムを服用している高齢者はとても多く，こういう方にキノロンが処方されている残念な例もよく観察します．

キノロンはしばしば尿路感染症に使います．また，使うことは可能ですが，逆に「キノロンだけ耐性」の大腸菌（尿路感染症の最大の原因菌）が増えているのも事実です．厚生労働省院内感染対策サーベイランス事業（JANIS）によると，検出された大腸菌の34.3％がレボフロキサシン耐性です（2012年）．ですので，**ぼくはキノロンを尿路感染症の第一選択薬にはしていません．外来ならST合剤，入院患者なら点滴薬の（経口薬でない！）第3世代セフェムを使っています**（で，感受性結果を見てアンピシリンなどにde-escalation（2.8.1項参照）しています，可能ならば）．

また，レボフロキサシンのような「レスピラトリー・キノロン」は呼吸器感染症，特に肺炎に使うことができます．しかし，これもぼくは第一選択薬にはしていません．市中肺炎で緑膿菌をカバーしなければならないことはまれですが，キノロンは「緑膿菌をカバーしてしまっている」からです．また，ただの肺炎だと思っていた

2.3 主な抗菌薬の特徴 95

ら，実は結核だった，なんてこともあります．キノロンは抗結核作用を「持ってしまっている」ために，よけいな治療となります．いろいろな菌に効くことは，必ずしも「とりえ」ではないのです．

というわけで，**ぼくらはキノロンを進んで第一に使う薬ではなく，他の選択肢がうまくいかないときの代替薬として活用しています**．あとは，抗酸菌（結核の仲間）など，特殊な細菌による感染症にも用いています．どちらかというとマニアックに使う薬なんですね（意外に）．

2.3.11 ST合剤

ST合剤とは，その名の通り，2種類の薬を合わせたものです．**サルファメトキサゾール／トリメトプリムという2つの頭文字をとって，STです**．どちらも微生物の葉酸合成を阻害する薬です．人間は葉酸を食べ物からとらねばならず，この経路は使いませんから，「理論的には」ST合剤は人間に害をなさない，というわけです．まあ，現実にはそうはいかないのですが．

葉酸合成はテトラヒドロ葉酸を作ります．これはDNAの材料になるのですね．スルファメトキサゾールはパラアミノ安息香酸とプテリジンからジヒドロプテロイル酸への合成を，トリメトプリムはその下流にあるジヒドロ葉酸からテトラヒドロ葉酸への合成を阻害します．トリメトプリムはジヒドロ葉酸に構造が似ているため，ここで阻害できるのです．

要するに同じ経路の異なる点で作用する，というのがポイントです．

スルファメトキサゾールは，その名から容易に想像できるように，いわゆるサルファ剤，スルフォンアミドの一種になります．サルファ剤（salfa）は硫黄sulfurを含んでおり，これが名前の由来になっていますが，硫黄とサルファ剤は別物です，という話はしました．

サルファ剤の歴史は古く，20世紀初頭にはすでに発見されていました．その効果を示したのはドイツのゲルハルト・ドーマク（1895-1964）で，1935年のことです．ペニシリンが臨床現場に届く前からサルファ剤は用いられ，真珠湾攻撃の負傷者はこの薬で治療されたといわれています（トーマス・ヘイガー『サルファ剤，忘れられた奇跡』（中央公論新社）参照）．しかし，副作用が比較的多く，臨床効果もペニシリンよりも低かったサルファ剤はだんだん臨床家から忘れられた存在になっていきます．フレミングを知っていても，ドーマクを知らない人って多いのです．しかし，1980年代からHIV感染症の後天性免疫不全症候群（AIDS）が流行し，その合併症たる**ニューモシスチス肺炎（かつてのカリニ肺炎，PCP）の治療薬としてサルファ剤は劇的なカムバック**をしました．本当，抗菌薬の盛衰もまるで人生のようなのです．現在，ST合

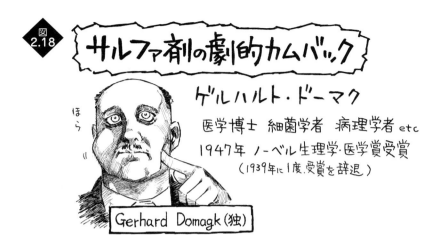

剤はPCPの，治療や予防に大きく貢献しています．ドーマクさん，よかったですね（**図2.18**）．

　PCPの他にも，一部のMRSA感染症や，尿路感染にもST合剤はしばしば用いられます．近年，前述したニューキノロン製剤が普及したせいで，特に尿路感染の原因である大腸菌で，キノロン耐性菌が非常に増加しました．**キノロン乱用を抑える意味でも，ST合剤はとてもよい選択肢になります．**

　しかしながら，ST合剤には特有の副作用があり，ここに注意する必要があります．人にはない葉酸合成系阻害薬なので「理屈では」副作用が少ないはずなんですが，現実世界と理想世界は必ずしも同じではないんです．臨床医学を学ぶ人はその点をよくよく理解する必要があります．特に，皮膚の発疹，高カリウム血症，血球減少がよくある副作用です．腎機能のマーカーである血中クレアチニン値が上昇することもありますが，これはクレアチニン排泄阻害によるもので，実際に腎機能は落ちていないことが多いです．ただし，クレアチニン値が馬鹿上がりしたときはまれな腎不全のこともありますから，この辺の判断にはある程度の経験値が必要になります．

　それから，日本にはジアフェニルスルホン（ダプソン）というサルファ剤もあります．こちらもPCPの予防にも使えますが，特にハンセン病の原因，*Mycobacterium leprae*感染症の治療薬として有名です．日本では新規感染者は極めてまれになりまし

たが，まだ世界では何十万人という新規感染が起きています．

2.3.12 その他の抗菌薬

リファキシミン

リファキシミンは，日本にまだない抗菌薬ですが，非常に重要な抗菌薬なのでここで紹介しておきます．これは抗結核薬のリファンピシンの仲間です．

リファキシミンは経口薬で消化管から吸収されにくいため，もっぱら腸の病気に使います．まず，海外旅行に行ったときの下痢症．たいていはETECと呼ばれる大腸菌が原因なのですが，この病気によく効きます．それから，肝性脳症（肝硬変による脳症），過敏性腸症候群（IBS），炎症性腸疾患（IBD）など，多彩な病気に効果があるといわれています．腸内の菌を殺して，その代謝産物が影響するためでしょうか．逆に，カンピロバクターや赤痢菌，サルモネラといった古典的な腸炎の原因には効きません．

いろいろ特徴があるため，今後も注目の抗菌薬です．日本にはまだない，と申しましたが，肝性脳症に対する希少疾病用医薬品（オーファンドラッグ）として，厚労省から認められています．

ポリミキシン

ポリミキシンは1950年代からある抗菌薬です．日本では腸内細菌を殺して腸をきれいにする（SDD, selective digestive decontaminationといいます）ために経口薬としてもっぱら使われていますが，多剤耐性菌が増加した現在，点滴薬としても注目されています．ポリミキシンはポリミキシンBとcolistinの2種類があります．脂肪酸側鎖の付いたデカペプチドで，グラム陰性菌のリポ多糖対分子を阻害します．多剤耐性緑膿菌，多剤耐性アシネトバクターなど耐性グラム陰性菌感染症に用いられています．が，腎毒性，神経毒性が強いため，積極的に用いる薬ではありません．他に選択肢がないときに「しぶしぶ」使う薬です．神戸大学病院感染症内科では研究用に本剤を保有しており，他の選択肢がない多剤耐性菌感染症に選択的に用いています（原稿執筆時点）．

nitrofurantoin

これも耐性菌が増加したため注目されている抗菌薬です．もともとは1950年代からある薬で，ニトロフランと呼ばれる化合物の一種です．血中濃度が高まらないので，血液に菌がいる状態（菌血症）には使えませんが，尿中濃度は高いので，菌血症を伴わない軽症の尿路感染症にはよい選択肢です．耐性菌の多いアメリカではこの薬が菌血症を伴わない軽症の尿路感染症の第一選択薬になりました．それ以外の使い方は，ありません．

2.4 抗結核薬

2.4.1 抗結核薬の特徴

　世界人口の三分の一は結核菌に感染しているといわれます．結核は古くて新しい病気なのです．日本は新規結核患者が年間人口10万人あたり20人近くと，先進国ではまだまだ結核の多い国です（イギリスの倍，アメリカの4倍くらいです）．

　というわけで，けっこうぼくらは結核患者さんを見ているのですが，結核の治療薬はなかなか厄介です．なぜ厄介かというと，そこにはいくつかの理由があります（**図2.19**）．

1. 治療期間が長い

　結核菌は非常に分裂が遅い菌で，したがって発育しにくい（診断が遅れやすい）菌です．そのため，**長い間治療薬を使わないと完全に殺すことができません．**通常の感染症だと治療期間は1〜2週間のことが多いのですが，結核の場合最低6ヶ月は治療しなければなりません．長いですね．しかも，飲み忘れがあったりしてきちんと毎日飲まないと，薬剤耐性菌が出現して治療失敗の元になります．何ヶ月も飲み忘れなくきちんきちんと薬を飲み続けるのは大変です．そのため，きちんと毎日薬を飲むよう，DOTs（directly observed therapy）と呼ばれる方法をとり，医療従事者が（たいてい）毎日，患者さんが薬を飲むのを観察する，という方法を取ることが多いです．こっちも大変ですね．

2. 複数の薬を同時に飲まねばならない

　一般的に感染症の治療は1種類の薬だけで治療することが多いです．しかし，例外がいくつかあり，結核もその1つです．これは1つだけだと耐性菌を誘導しやすいためです．同じ理由で，エイズ・HIV感染の治療も複数の薬を併用します．

　結核の場合，**最初は4種類の抗結核薬を併用し，2ヶ月後に2種類の抗結核薬を使うというのが一般的です．**具体的には

　イソニアジド
　リファンピシン

100 ｜ 第2章　抗菌薬を理解しよう

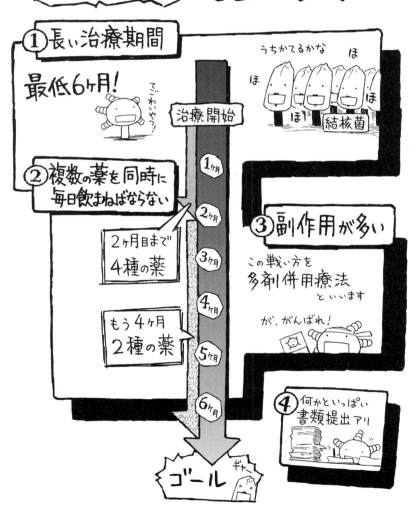

図2.19 結核治療はたいへん

2.4 抗結核薬

エタンブトール
ピラジナミド

を2ヶ月,

イソニアジド
リファンピシン

を4ヶ月治療します. 4を2ヶ月, 2を4ヶ月と覚えると覚えやすいでしょうか.

3. 副作用が多い

結核が多いのは貧しい途上国が多く, そのため (?) 新しい抗結核薬はなかなか開発されません. ほとんどの抗結核薬は1960年代までに開発された古い薬で, 副作用も多いのが問題です. そのため, 長い間飲み続けるのはけっこう困難なんです.

2.4.2 抗結核薬の種類

まあ, そんなこんなであれこれ評判の悪い抗結核薬ですが, このおかげで「不治の病」だった結核が治っちゃう病気になったのもまた事実. ありがたい, と感謝すべきなんでしょうね.

抗結核薬で最初に使う薬を「ファーストライン」といい, ファーストラインが使えないときに使う代替薬を「セカンドライン」といいます. また, これとは別にファーストラインの中でもとりわけ大事な薬, という意味で「キードラッグ」という言葉も存在します.

ファーストラインの抗結核薬は

イソニアジド
リファンピシン
エタンブトール
ピラジナミド

で, 国によってはこれにストレプトマイシン (アミノグリコシドでした) を加えるところもあります. で, このうち**イソニアジドとリファンピシンは特に重要なので, 「キードラッグ」と呼ばれます.**

セカンドラインはたくさんありますが, 特によく使うのが

キノロン (レボフロキサシン, モキシフロキサシンなど)
アミカシン

エチオナミド

カプレオマイシン

などです．実は「サードライン」というのもあるようですが，これはほとんど使いません．

イソニアジド

結核菌の細胞膜にあるミコール酸合成阻害を行う薬です．他の菌はミコール酸合成をしないので，ほとんど結核菌にしか効きません．副作用はわりと多くて，皮疹，発熱，肝障害，末梢ニューロパチーを起こします．末梢ニューロパチーについては，ビタミンB6を併用することで予防が可能です．

リファンピシン

リファマイシン系と呼ばれる抗菌薬の1つです．結核菌だけでなく，いろいろな菌に効くのが特徴ですが，耐性菌も作りやすいです．下痢症などに使うリファキシミンもリファマイシン系抗菌薬でした．細菌のRNAポリメラーゼという酵素を阻害するのが特徴です．悪心，嘔吐，肝障害など副作用もそれなりに多いです．

エタンブトール

抗酸菌の細胞壁合成に関与する酵素を阻害し，ほとんど結核菌にしか効きません．結核菌以外の抗酸菌にも効くのが特徴です．視神経炎が有名な副作用で，通常結核の治療中に定期的な眼科検診が必要なのはこのためです．

ピラジナミド

これもイソニアジド同様，ミコール酸合成を阻害します．肝障害と，尿酸値の上昇，体のあちこちが痛くなったり関節炎といった副作用が問題です．

2.4.3 抗結核薬，その他の抗酸菌に対する治療薬

その他の抗酸菌はたくさんあり，非結核性抗酸菌と総称します．リファマイシン，キノロン，エタンブトール，セファマイシン，アミノグリコシドなど，いろいろな抗菌薬を併用して治療します．抗結核薬が効く抗酸菌もあります．このへんは極めて各論的，かつマニアックなトピックになりますので，専門家に相談した方がよいと思います．

2.4 抗結核薬 103

2.5 抗真菌薬

2.5.1 抗真菌薬の特徴

　真菌とは要するに，カビのことです．真菌は原核生物である細菌と違い，細胞に核がある真核生物で，細胞膜やタンパク質合成経路が人に似ています．そのため，抗真菌薬は通常の抗菌薬よりもターゲットへの選択性が低くなり，開発がしにくいのが特徴です．真菌細胞が人の細胞と違っている点としては，主に2つあります．それは，

1. **細胞膜のステロールがエルゴステロールである．**
2. **細胞壁を持つ．**

です．そのため，エルゴステロールと細胞壁に作用する抗真菌薬が開発されてきました．
　ここでは，皮膚の真菌感染症（いわゆる「タムシ」など）には触れず，全身投与をする抗真菌薬に絞ってお話しましょう．

2.5.2 抗真菌薬は増えている

　昔は，いわゆる抗真菌薬といえばアムホテリシンBしかありませんでした．ところが，近年いろいろな抗真菌薬が開発されるようになり，ぼくらにも選択肢が生まれるようになりました．選択肢が増える，ということはいろいろ考えなくてはならない，ということで悩みが増えたという意味にもなります．
　大きく分けると，抗真菌薬は

ポリエン系
トリアゾール系（あるいはアゾール系）
キャンディン系

の3種類に分けられます．
　真菌（**図2.20**）も2つに分けられます．「酵母用真菌」いわゆるイーストと，「糸状菌」いわゆるモールドです．両者の違いは？　実は「見た目」で，テラテラ光っているのがイースト，カサカサしているのがモールドです．ほんと．糸状菌は，パンカビをイメージしてくれれば，あんな感じです．え？　パンカビ見たことないですって？
　あと，糸状菌になったり酵母菌になったりという二形性真菌なんていうのもあります．

104 ｜ 第2章　抗菌薬を理解しよう

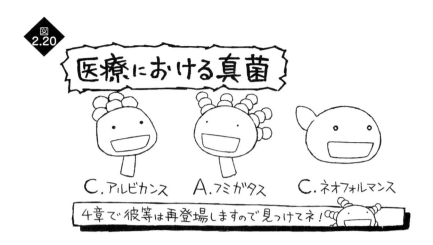

図2.20 医療における真菌

C.アルビカンス　A.フミガタス　C.ネオフォルマンス

4章で彼等は再登場しますので見つけてネ!

　酵母用真菌の代表例がカンジダです．舌や皮膚，膣など，体の「表面」の感染症を起こしますし，免疫抑制があったり，点滴のカテーテルが挿入された患者では体内「深部」の感染症を起こします．後者は命にかかわる重症感染症です．
　糸状菌の代表例はアスペルギルスです．アスペルギルスは，肺の中でアレルギー反応を起こし，喘息のような発作を起こしたり，肺結核の空洞の中で塊を作って，そこから出血を起こしたり（アスペルギローマといいます），あるいはがんの化学療法を行っている患者に非常に重症な感染症を起こしたり，いろいろなことをします．
　抗真菌薬も，まずはカンジダに効くか，アスペルギルスに効くか，という観点から理解すると勉強しやすいです．その他の真菌は，それから先のステップでゆっくり勉強していくのがよいでしょう．

ポリエン系

　アムホテリシンBと，これをリポソームの膜に結合させたリポソーマル・アムホテリシンBの2種類があります．リポソーマル・アムホテリシンBにもいろいろあるのですが，日本では「アムビゾーム」というものしかありません．
　ポリエン系のアムホテリシンBは真菌細胞膜のエルゴステロールに結合し，膜電位や流動性を変化させて細胞膜を傷害します．ほとんどすべての真菌感染症に効果があるため，比較的「切り札」的に用いられます（例外的にアムホテリシンB耐性の真菌もあり

2.5　抗真菌薬　　105

ますが，これまた非常にマニアックなので，本書では割愛します）．ただし，アスペルギルスについては後述のボリコナゾール（トリアゾール系）のほうが，治療効果が高そうなので，こちらを使うことのほうが多くなりました．

アムホテリシンBは治療効果が高いのですが，腎不全や低カリウム血症など副作用が多いのが問題です．副作用を減らすためにリポソームに結合させたものができました．こちらは副作用が少なくなっていますが，皆無になったわけではありません．あと，値段は無茶苦茶高いです．

トリアゾール系

真菌のエルゴステロール合成を阻害します．

日本でよく用いられる全身用のトリアゾールはフルコナゾールとそのプロドラッグのホスフルコナゾール，イトラコナゾール，そしてボリコナゾールです．海外にはposaconazoleなど別のアゾールも存在します．プロドラッグというのは体内で別の薬に変化するものでして，ホスフルコナゾールは投与後に体内でフルコナゾールに変化します．まあ，ホスフルコナゾールとフルコナゾールは「ほとんど同じもの」と考えてよいです．

フルコナゾールはカンジダでもっとも多い*Candida albicans*に効果が高い抗真菌薬です．副作用も少なく，PK/PD理論的にも有利で，好んで用いられます．HIV患者などに起きるクリプトコッカス感染症（特に髄膜炎）に用いることもあります．ただし，同じカンジダでも*C. krusei, C. glabrata*には効果が期待できません．あと，アスペルギルスなど多くの糸状菌にも効果がありません．

イトラコナゾールはフルコナゾールと異なり，アスペルギルスにも効果があります．が，後述のボリコナゾールにこの方面では立場を譲ってしまいました．カプセル剤と内服液がありますが，前者はとても吸収しづらく，炭酸飲料と空腹時に飲まねばならないなど，いろいろと制約があります．内服液は，比較的飲みやすいです．

いずれにしても，イトラコナゾールの「立ち位置」は微妙で，あまり使い道はありません．今は，皮膚科領域の「爪白癬」という爪の真菌感染症に主に用いられるくらいだと思います．

ボリコナゾールは，イトラコナゾールの「抗アスペルギルス効果」とフルコナゾールのPK/PD的有利さの両方を併せ持つ薬で，アスペルギルス症の第一選択薬になっています．内服薬と点滴薬があります．視覚異常などの副作用が起きやすい問題点があります．

トリアゾール系すべてにいえることですが，薬物相互作用があるので注意して使わねばなりません．特に免疫抑制剤が問題です．とはいえ，免疫抑制のある人ほど真菌

感染を起こしやすいので，ジレンマですねえ．

キャンディン系

　キャンディンってちょっとかわいい名前の薬ですが，日本にはミカファンギンとカスポファンギンの2種類があります．ほとんどどちらも「同じ」といってよいくらいの薬です．両者ともに注射薬しかなく，カンジダ（*C. krusei, C. glabrata* 含む）にも効果があり，アスペルギルスにも効果があります．ただ，アスペルギルスには前述のボリコナゾールが第一選択薬で，「このために」キャンディン系を使うことはあまりありません．副作用や薬物相互作用の観点からは一番よい薬です．ただし，クリプトコッカスには効果がありません．PK/PD理論的にはいまいちなところもあり，眼や頭（中枢神経）には届かないので，こういうところの真菌感染症には使えません．カンジダ血症の1〜2割では眼に感染症を起こしますから（眼内炎），要注意です．

2.6 抗ウイルス薬

ウイルスは細菌ではありません．したがって，抗菌薬は効きません． よく，「か
ぜ」などのウイルス感染症に抗菌薬が処方されていますが，これは問題です．

では，ウイルスには治療薬はないのか．いちおう，あります．いちおう，と歯切れ
が悪いのは，抗菌薬に比べると抗ウイルス薬はレパートリーがそんなに多くないため
です．

2.6.1 主な抗ウイルス薬

主な抗ウイルス薬は，

1. ヘルペス（単純ヘルペスウイルス，水痘帯 状 疱疹ウイルス）に効くもの
2. サイトメガロウイルスに効くもの
3. インフルエンザウイルスに効くもの
4. HIV（エイズの原因）に効くもの
5. B型肝炎に効くもの
6. C型肝炎に効くもの
7. その他

くらいに分けられます（**図2.21**）．まあ，そうはいってもたくさんありますね．

2.6.2 ヘルペスに効くもの

人に病気を起こすヘルペスウイルスは8種類あります（4.6.2項参照）．

単純ヘルペスウイルス1型（HSV-1）

単純ヘルペスウイルス2型（HSV-2）

水痘帯状疱疹ウイルス（VZV）

エプスタイン・バールウイルス（EBウイルス）（EBV）

サイトメガロウイルス（CMV）

ヒトヘルペスウイルス6型（HHV6）

ヒトヘルペスウイルス7型（HHV7）

ヒトヘルペスウイルス8型（HHV8）

108 │ 第2章 抗菌薬を理解しよう

図 2.21

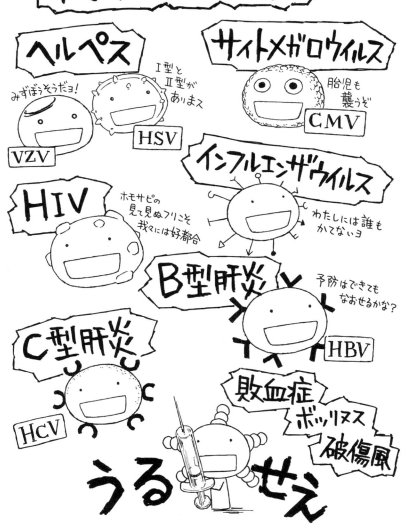

2.6 抗ウイルス薬

です．そのうち，上3つに効く薬には，

アシクロビル
バラシクロビル
ファンシクロビル

があります．どれもウイルスのDNA合成を阻害する，似たような薬たちです．バラシクロビルはアシクロビルのプロドラッグで，消化管からの吸収を改善させています．これらの薬はエプスタイン・バールウイルスやサイトメガロウイルスにも若干の活性はありますが，臨床的にはあまり使えません．アシクロビル，バラシクロビル，ファンシクロビルはどれも副作用が少なく，使いやすいのが取り柄です．

2.6.3 サイトメガロウイルスに効くもの

こちらにはいろいろな種類があります．

ガンシクロビル（バルガンシクロビル）
ホスカルネット
cidofovir

ガンシクロビルはアシクロビルなどと同じヌクレオチド類似体で，ウイルスDNA合成を阻害します．消化管からの吸収が悪いので点滴薬しかありませんでしたが，プロドラッグのバルガンシクロビルができて経口投与も可能になりました．ただし，アシクロビルなどとは異なり副作用は多く，しばしば血球減少を起こします．サイトメガロウイルス感染症は免疫抑制者に起きやすいのですが，その治療をしていると白血球減少が起きてさらに免疫力が落ちる，というジレンマが発生することがあります．困りますね．あと，神経障害や腎障害もときにみられます．

ホスカルネットはガンシクロビルが副作用や耐性ウイルスのために使えないときに使う代替薬です．なんで代替薬なのかというと副作用が多いからです．DNAポリメラーゼという酵素を阻害する点滴薬ですが，腎不全，電解質異常，頭痛，発熱，発疹，下痢といった副作用を起こしやすいのがつらいところです．

cidofovirは日本では承認されていません．ガンシクロビル，ホスカルネットも使えないときの「第三の矢」的な存在です．ヌクレオチド類似体で，ウイルスのDNA合成を阻害します．ヘルペスウイルスだけでなく，（エイズ患者などの合併症である進行性多巣性白質脳症の原因である）JCウイルスなどにも効果がある（かも），といわれています．とても半減期が長いので，2週間に1回投与するだけでよいのですが，こちらも腎毒性が問題になります．サイトメガロウイルスの治療薬って副作用が

多いのばっかしなんです．困ったね．

2.6.4 インフルエンザウイルスに効くもの

　これは最近増えてきました．昔はアマンタジンなどがインフルエンザに使えたのですが，中枢神経系の副作用が多いこと，A型ウイルスには効いても，B型には効かないこと，そのA型にも耐性ウイルスが増えたことから，もうほとんど（この目的では）使われません．

　代わりに出てきたのがノイラミニダーゼ阻害薬です．これは，ウイルスが細胞から飛び出すのに必要な酵素（ノイラミニダーゼ）を阻害する薬です．現在日本には

　オセルタミビル
　ザナミビル
　ペラミビル
　ラニナミビル

の4種類のノイラミニダーゼ阻害薬があります．オセルタミビル（いわゆるタミフル®）とザナミビルは半減期が短く毎日投与，ペラミビルとラニナミビルは半減期が長いので1回投与（原則）です．オセルタミビルは内服薬，ザナミビルとラニナミビルは吸入薬，ペラミビルは点滴薬です．

　どれも，**インフルエンザ発症から48時間以内にスタートさせるのが大事なこと**，効果は「症状を1日ほど早く治してくれる」ことです．逆にいえば，それ以上の効果はあまり期待できないってことです．

　ぼく自身は，早期発症のインフルエンザにはオセルタミビル（いわゆるタミフル®）などを使っています．発症3日目以降では，漢方薬（柴胡桂枝湯など）を使うことが多いです．最近では，オセルタミビル・ペラミビル耐性ウイルスも見つかっており，インフルエンザをどのように治療するかは，なかなか難しい問題です．興味のある方は，

　　岩田健太郎ら，インフルエンザ診療における意思決定モデルの開発　現象と治療に
　　立脚した診断方針の試案（総説），日本東洋医学雑誌, 64巻289-302, 2013.

をご覧ください．ややこしいです，この問題．

2.6.5 HIV（エイズの原因）に効くもの

抗ウイルス薬の中で，もっとも種類が多く，そして学問的にも進歩しているのがHIV感染症治療薬でしょう．エイズという病気が見つかったのは1981年．まだ30年ちょっとしか経っていないわけで，いかに人類がこの感染症と真剣に取っ組み合ったかが分かります（薬の開発という点からはずっとほったらかされている結核とはえらい違いです）．

エイズの治療薬の基本は，

1. 複数の抗ウイルス薬を併用して飲むこと（結核と同じ）．
2. 一生，忘れず飲み続けること．
3. CD4陽性Tリンパ球（通称CD4細胞）を増やし，HIVを血中から見えなくする（検出感度外にする）ことを目標にする．

にあります（**図2.22**）．この複数の抗ウイルス薬を併用して飲むことを，今はARTと呼んでいます（antiretroviral thrapy，昔はHAARTと呼んでいました．ハートからアートになったわけです）．

大きく分けると，HIVの治療薬は

キードラッグ　と　バックボーン

に分けられます．まあ，ボーカルとバックコーラスみたいな感じでしょうか（イメージです）．で，キードラッグには，

プロテアーゼ阻害薬（PI）
非核酸系逆転写酵素阻害薬（NNRTI）
インテグラーゼ阻害薬（INSTI）

があります．このうち1剤かませます．バックボーンは

核酸系逆転写酵素阻害薬（NRTI）

だけで，このうち2剤使います．で，原則3剤で治療するのが基本です．

もう，だいぶウンザリしていると思いますが，もう少しウンザリして…，いや，お付き合いください．（執筆）現在，日本で使われている抗HIV薬は（ほとんど使われないものを除く），**表2.3**のようになります．いや，いいんですよ．ウンザリしても．

まあ，本業の医者でも，というかHIV診療を本気でやろうと考える感染症屋でも，この薬には萎えます．ウンザリします．したがって，ここでは「こんなにたくさんあるんだ」ということだけ覚えておいてください．

112 | 第2章 抗菌薬を理解しよう

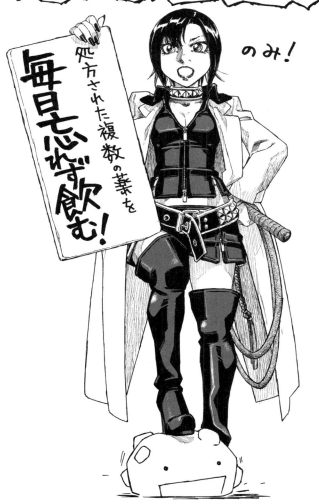

図2.22 エイズ治療の基本

処方された複数の薬を毎日忘れず飲む！のみ！

2.6 抗ウイルス薬

表2.3 日本で使われている抗HIV薬

	一般名	略号	商品名
核酸系逆転写酵素阻害薬（NRTI）	ジドブジン	AZT/ZDV	レトロビル
	ジダノシン	ddI	ヴァイデックスEC
	ラミブジン	3TC	エピビル
	テノホビル	TDF	ビリアード
	アバカビル	ABC	ザイアジェン
	エムトリシタビン	FTC	エムトリバ
	ジドブジン・ラミブジン配合剤	AZT/3TC	コンビビル
	アバカビル・ラミブジン配合剤	ABC/3TC	エプジコム
	テノホビル・エムトリシタビン配合剤	TDF/FTC	ツルバダ
非核酸系逆転写酵素阻害薬（NNRTI）	エファビレンツ	EFV	ストックリン
	エトラビリン	ETR	インテレンス
	リルピビリン	RPV	エジュラント
プロテアーゼ阻害薬（PI）	アタザナビル	ATV	レイアタッツ
	ホスアンプレナビル	FPV	レクシヴァ
	ダルナビル	DRV	プリジスタナイーブ，プリジスタ
	ロピナビル・リトナビル配合剤	LPV/RTV	カレトラ
インテグラーゼ阻害薬（INSTI）	ラルテグラビル	RAL	アイセントレス
ドルテグラビル DTG テビケイ	INSTI/NRTI配合剤		
エルビテグラビル・コビシスタット・テノホビル・エムトリシタビン配合剤	EVG/COBI/TDF/FTC スタリビルド配合錠		
CCR5阻害薬	マラビロク	MVC	シーエルセントリ

エイズ治療について詳しくは，

HIV感染症治療研究会の「治療の手引き」 http://www.hivjp.org/

が，最新の治療について情報提供してくれています．原則的なところについては，

岩田健太郎『抗HIV／エイズ薬の考え方，使い方，そして飲み方』中外医学社

をご参照ください．

2.6.6 B型肝炎に効くもの

B型肝炎ウイルスは肝炎，肝硬変，肝細胞癌の原因になります．ワクチンで予防，が基本ですが，それでも日本には患者が100万人以上いるといわれます．治療はなかなか難しいです．

B型肝炎の治療薬としては，

1. インターフェロン，およびペグインターフェロン
2. 抗HIV薬の，核酸系逆転写酵素阻害薬（NRTI）の一部（ラミブジン，エムトリシタビン，テノホビル）
3. エンテカビル
4. アデホビル

があります．インターフェロンは注射薬で，あとは経口薬です．NRTIの一部はB型肝炎ウイルス（HBV）にも効果があります．エンテカビルやアデホビルは核酸類似体で，メカニズムとしてはNRTIに似ています．同様に，DNA複製を阻害します．ペグインターフェロンというのは，インターフェロンに分岐鎖PEGを共通結合させたもので，投与間隔がぐんと伸びるのが特徴です．HBV感染はセックスによって感染することも多く，HIV感染との合併例も問題です．そのときの治療は，HIVとHBV両方を治療しなくてはなりません．ややこしいですね．

詳しくは日本肝臓学会のガイドライン（http://www.jsh.or.jp/medical/guidelines/jsh_guidlines/hepatitis_b）をご参照ください．

2.6.7 C型肝炎に効くもの

C型肝炎の治療は長い間，インターフェロン（あるいはペグインターフェロン）と抗ウイルス薬のリバビリンという組み合わせでした．最近になってプロテアーゼ阻害薬のボセプラビルとテラプレビルが使えるようになり，治療の選択肢が広がりました．広がったということは，難しくなったということです．この領域は今すごく注目されていて，どんどん新しい薬が開発されています．詳しくは日本肝臓学会のガイドライン（http://www.jsh.or.jp/medical/guidelines/jsh_guidlines/hepatitis_c）をご参照ください．

2.6.8 その他

C型肝炎の治療のところで出てきたリバビリンはほとんどすべてのウイルスに活性があり，いろいろな感染症に使われています．出血熱やハンタウイルス感染症，肺炎の原因となるRSウイルスの重症感染症などで試みられています．サイトメガロウイルスのところで出てきたcidofovirもいろいろなウイルスに試される抗ウイルス薬です．

2.6　抗ウイルス薬　115

2.7 その他

2.7.1 敗血症

　抗菌薬以外の感染症治療法も紹介しておきましょう．例えば，敗血症．これは感染症が原因で強い炎症が起きる現象をいいます．敗血症に臓器障害を伴うと「重症敗血症」，ショックといって循環が保てなくなると「敗血症性ショック」，といいます．

　敗血症には本当にいろいろな治療方法が試みられてきました．が，どれも「これだ」という治療方法ではないのが現状です．厳密な血糖コントロール，グルタミンやアルギニンのような「免疫機能を改善する栄養」，ステロイド，アンチトロンビン製剤，トロンボモジュリン，タンパク質合成分解酵素阻害薬，活性化プロテインC，エンドトキシン吸着療法，免疫グロブリン，タンパク分解酵素阻害薬…，どれもぱっとしません．せいぜい，「効くという意見と効かないという意見が混在していて，もめている」くらいが関の山です．

　「これこそは効果がある！」と標準治療として受け入れられてきたEGDT（early goal directed therapy，平均血圧などを測りながら大量輸液などで患者治療を行う方法）も，最近の研究で「予後を改善しない」ということが分かり，関係者一同，ちゃぶ台ひっくり返された気分になったのでした（The ProCESS Investigators. *N. Engl. J Med.* 2014；370：1683-1693. より）．

　それでも，集中治療室管理の進歩で敗血症の予後はすこーしずつよくなってはいます．ただ，今でも「効く」「効かない」治療の混在は顕著です．死にそうな患者さんなのでとりあえず何かしてあげたい，という気持ちが先に立っているのでしょうが，気持ちだけでは医療はできません．今後の敗血症治療がどうなっていくのかは，注目されます．

2.7.2 その他

　ボツリヌス症や破傷風といった,「毒」が作る病気は,炎症が起きず,熱も出ないのが特徴です.毒そのものを中和するために免疫グロブリンが使われます.あと,ウイルス感染症については,HIVとか肝炎ウイルスとか,一部のもの以外は,あまり治療薬がありません.いまだに「かぜ」の治療薬すら存在しないんです.そんなとき,ぼくは漢方薬をよく使っています.まあ,漢方薬がかぜに効くかというと,これはまだまだ検証が必要ですが.

2.8 抗菌薬適正使用

抗菌薬は20世紀医療の最大の発明（発見）の1つであることは間違いありません．これにより，人類の健康度合いは非常によくなりました．劇的に，劇的に，ヒトは抗菌薬のおかげで生き延びやすくなったのです．

しかしながら，**抗菌薬には "use it and lose it." という格言があり，使っていると耐性菌が増えて効かなくなってしまいます．**近年では，薬剤耐性菌が増加するスピードが新しい抗菌薬の開発スピードを上回るようになってしまいました．グラム陽性菌の耐性菌，MRSA（メチシリン耐性黄色ブドウ球菌）や，VRE（バンコマイシン耐性腸球菌），ペニシリン耐性肺炎球菌などにはまだ治療薬がありますが，グラム陰性菌については，ESBL（基質拡張型βラクタマーゼ）産生株，AmpC過剰産生株，MDRP（多剤耐性緑膿菌），多剤耐性アシネトバクター，KPC（Klebsiella pneumoniae carbapenemase）産生クレブシエラ，NDM-1産生腸内細菌群など，ほとんどの抗菌薬が効かない多剤耐性菌が増えてきました．

耐性菌には新しい抗菌薬の開発で，という高度成長期のような「右肩上がりの」戦略は，もう通用しないのです．

そこで，近年推奨されているのが抗菌薬の適正使用です．抗菌薬は，もちろん使用しなければなりません．これまでも，これからも．しかし，今後はもっとかしこく，大事に使い続ける必要があります．我々の未来の世代においても，抗菌薬が変わらず人の命を救い続けられるように．

2.8.1 抗菌薬適正使用はどのように行われているか

抗菌薬適正使用（antimicrobial stewardship）にはいくつかのやり方があります．

例えば，原因微生物を培養検査で的確に見つけ，その感受性に合わせて抗菌薬をできるだけ「狭く」する方法があります．これをde-escalationといいます．

かぜなど，ウイルス感染症に抗菌薬を使用しないよう推奨するというのもその1つです．

いろいろな抗菌薬を定期的に使い回す「抗菌薬サイクリング」とかいろいろな抗菌薬を一緒に使う「ミキシング」という手法が提案されたこともありましたが，どちらも効果は乏しいようで，ぼくはあまりすすめていません．

多くの病院では，厚生労働省の感染防止対策加算の指導もあって，バンコマイシン

やカルバペネムの使用に制限をかけ，届出制や許可制をとっています．しかし，これだと現場は書類書きや電話をたくさんしなければならず，とても手間がかかります．特にまっとうに抗菌薬を使っている医師も（書類書きや電話といった）たくさんの努力が必要で，「不当な扱いを受けている」感は強くなります（ぼくなら，そう感じます）．

　神戸大学病院では，薬剤部，検査部，感染制御部，感染症内科が協力して，広域抗菌薬使用をモニターし，もし問題があるようなら改善策を提案する「Big gun」という方法をとっています（**図2.23**）．これは，広域抗菌薬（Big gun）の使用を阻害しない一方で，その使い方を「後から」追っかけてモニターするというやり方です．これだと，まっとうな使い方をしている医師はなんのプレッシャーもなく気持ちよく診療ができ，問題行動をとっている医師だけが繰り返し介入を受けるわけです．「なんで繰り返し電話かけてくるんだよ，忙しいのに」とボヤいている医師は，問題行動をとっている医師だけ，ということになり，問題行動そのものの是正を促す効果は高いです．

　抗菌薬をいかに賢く使うか．もちろん，個々の医師，看護師，薬剤師たち関係者の勉強も大事です．これまで，感染症は日本では専門領域とはあまりみなされておらず，「ついでに」診られていた部分がありました．今後は，専門家と一般医療従事者が協力して，より賢明な抗菌薬使用ができるような環境整備が必要です．もちろん，そこには「抗生物質ぐらい出してくれ」と不当な要求をしないよう，患者教育のほうも大事になります．ヨーロッパには，テレビのCMなどで「よけいな抗菌薬を医者に要求しないようにしましょう」と宣伝をしています．YouTubeでもそのような広告を見ることができます（https://www.youtube.com/watch?v=xF9wukGk4dk）．

2.8　抗菌薬適正使用　　119

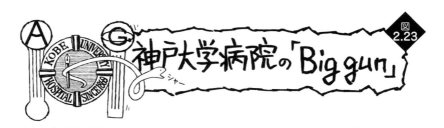

図 2.23

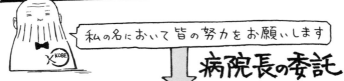

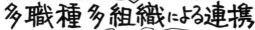

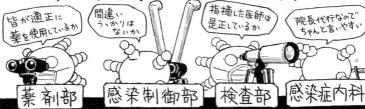

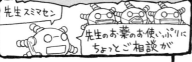

column	適正な抗菌薬使用とは

　よく抗菌薬適正使用，適正使用といいますが，具体的に「いったい，どういう状態を適正な抗菌薬使用というのですか」と聞くと，ちゃんとした答えはほとんど返ってきません．みんな，意味も分からずに「抗菌薬適正使用」といっているんですね．

　意味が分からずに使っている言葉なので，「抗菌薬適正使用プログラム」は自然に，スローガン，お題目になってしまい実質を失ってしまいます．

　厚生労働省は例えば，バンコマイシンやカルバペネムといった抗菌薬の届出制，許可制をとるように指導します．しかし，こうした「使用制限」が「適正使用」と同義なのではありません．

　ぼくは以前，厚生労働省の監査が入ったとき，感染症担当者として役人に文句をいわれたことがあります．「おたくの医療機関は，バンコマイシンの使用量が多すぎるようですねえ．不適切使用なんじゃないんですか」というわけです．

　ぼくは反論しました．

　「多すぎるというからには，皆さんはどのくらいのバンコマイシンの使用量が適正なのか，その理想値をご存知なんでしょうね．」

　「いや，県の平均値より多いので…」

　「では，県の平均値が適正値であるという根拠はどこにあるんです．ここ以外の病院はみんな間違っているのかもしれませんよ．」

　「いや……」

　「というか，皆さんはそもそも「適正な」抗菌薬使用とはどういうことか分かっていってるんですか？」

　「いや，その…バンコマイシンやカルバペネムの届出制とか，許可制とか…」

　「それは単なる手段でしょ．届出したり，許可したりして，結局皆さんはバンコマイシンやカルバペネムをどのくらい使えばよいと思っているんですか？」

　「いや，その，できるだけ適正に…」

　「だからその適正の基準を聞いてるんです．」

まったく，素人がプロにケンカをふっかけるのは絶対にやめたほうがよいですよ．

　美味しいラーメン屋は塩や胡椒の使用総量で評価できるものではありません．塩や胡椒の使用量を管理したからといってラーメンが美味しくなるわけでもありません．バンコマイシンが必要な患者に，必要な量だけバンコマイシンを使うのが「適正使用」です．カルバペネムについても同様です．その各論的な使用方法を見ずに使用総量だけ見て適正使用云々をいうのは，塩や胡椒の使用総量を

2.8　抗菌薬適正使用　　121

見てラーメンの味を評価するのと同じぐらい，意味のないことなんですね．

122 | 第2章　抗菌薬を理解しよう

An Illustrated Guide to Infectious Diseases

第3章

症候からアプローチする感染症

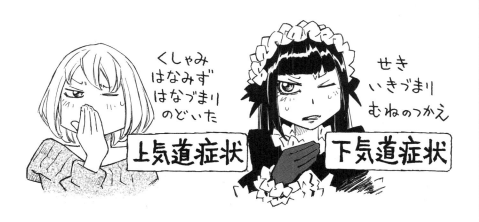

3.1 症候学的アプローチ

感染症は症候から

　感染症は微生物が原因の病気です．微生物は感染症の原因で，感染症「そのもの」ではありません．くどいようですが，この点を間違えると，徹底的に間違えます．

　さて，では「感染症」はどのようにして我々に認識されるのか．微生物を見つけるだけではだめです．微生物は感染症ではないのですから．

　それは，患者さんに現れるいろいろな現象として認識されます．「症状」といってもよいでしょう．多角的に認識される症状を「徴候」ともいいます．いずれにしても，いろいろな症状・徴候が患者さんに自覚され，医者に認識されます．ここからが診断のスタートです．

　それでは，それぞれの症状に対する考え方，アプローチの仕方について概説します．

3.1.1 発熱

　感染症を感染症たらしめている，もっとも典型的な症状は発熱です．ほとんどの感染症は炎症を起こし，炎症は発熱に到るからです．

　では，炎症とは何か（**図3.1**）．

　炎症とは，ミクロには炎症細胞（マクロファージ，ナチュラルキラー（NK）細胞，好中球，Tc細胞など）がサイトカイン（IL-1, TNF-α，IL-6, IFN-γなど）を産生して起きる現象です．あるいは，細菌などの毒素そのものが炎症を引き起こすこともあります．マクロには，微生物のいる場所（患部）が熱くなり，腫れ上がり，赤くなり，痛みを伴う（紅腫熱痛を起こす）状態を指します．炎症反応は，通常は「非自己」に対する免疫反応ですから，「他者」である微生物が体内に入ったとき，炎症反応が起きるのは自然なことです．

　しかしながら，感染症の徴候としての発熱にはいくつか問題点があります．

　まず，**「発熱があれば感染症を示唆する」**のですが，**「発熱があっても感染症ではないこともある」**点です．例えば，自己と非自己の区別ができなくなり，自己に対する免疫反応が起きる「自己免疫疾患」です．この場合，微生物がいない（感染が起きていない）のに，炎症反応が起きるという現象が生じます．関節リウマチや全身性エリテマトーデスといった，いわゆる「膠原病」や，アトピー性皮膚炎，アレルギー性

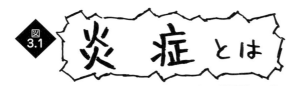
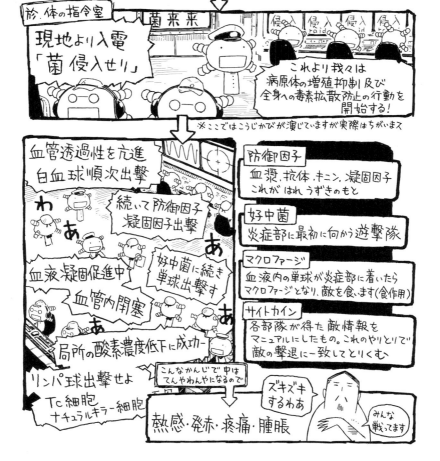

3.1 症候学的アプローチ　125

鼻炎（いわゆる「花粉症」）といったアレルギー疾患もこのような状態です（まあ，花粉症で発熱することは珍しいですが，ミクロレベルでは炎症は起きているのです）．

　また，**「炎症が起きていないのに，体温が上昇する（発熱する）」**こともあります．例えば，外気温が非常に高く，体温調節ができなくなる「熱中症」．あるいは薬剤が原因となる発熱「薬剤熱」，腫瘍（がん）が原因で熱が出る「腫瘍熱」などです．

　こういう「感染症がないのに熱が出る」ことは珍しくないのですが，しばしばそれは感染症と勘違いされてしまいます．要注意です．

　次に，**感染症であっても熱が出ないこともあります．**典型的なのは，炎症を起こさない感染症の破傷風やボツリヌス症などです．これらは細菌が作る毒素が起こす病気で，基本的に炎症は起きず，発熱もしません．また，非常に重症な感染症の場合，患者の血圧が下がり（これをショックといいます），血圧を維持するために体内の血管がぎゅっと締まってしまうことがあります．孔の小さい水鉄砲は遠くに飛ぶように，血圧を上げるためには血管を締めるとよいんです．すると，皮膚などへの血流は下がり，体温は下がってしまいます．感染症があるのに体温が下がるなんて少し変に思えるかもしれませんが，まま観察するところです．

　発熱そのものは，感染症の診断に必要な「どこの臓器に」「どの菌が」病気を起こしているのかを教えてくれません．これは，炎症のマーカーである白血球数やCRPなどの高値においても同じです．**発熱は，感染症が「感染症らしい」ことを教えてくれる意味では価値が高いのですが，「どのような感染症か」という点については情報量が小さいのです．**

　昔は，熱の出るパターンが感染症の診断に寄与すると考えられ，「熱型パターン」の観察に一所懸命になってきました．稽留熱（高い熱が持続する状態），弛張熱（1日のうちで熱が上がったり下がったりする状態），間欠熱（弛張熱より長い間隔で熱が上がったり下がったりする状態）なんて言葉がよく用いられました．でも，現在ではこういう「熱型パターン」はあまり診断に寄与しないといわれています．例えば，48時間おき，72時間おきの発熱が起きるのはマラリアの発熱パターンといわれてきましたが，あまりこの熱型をもってマラリアと診断することはありません．血液検査で診断します．

　比較的徐脈というのが診断に役に立つことがときどきあります．普通，熱が上がるとドキドキして脈拍数が上昇するものですが，そのときに脈拍数が（期待したほど）増えないことをいいます．薬剤熱，マイコプラズマ肺炎，ツツガムシ病，腸チフスなどで見られる（ことのある）現象です．

3.1.2 呼吸器症状

呼吸器とは，息を吸って，血液に酸素を送り込み，血液から二酸化炭素をとって吐き出す作業に参加している器官をいいます．口や鼻から喉（咽頭，喉頭），気管，気管支，細気管支，肺胞（肺の先の袋）までが空気の通り道で，これに肺を動かす胸郭（肋骨や筋肉でできた肺を囲んでいる部分と肺の下にある横隔膜）も呼吸を助けているので呼吸器に分類されます．ただし，「呼吸器感染症」というと，上記の空気の通り道と，肺を包んでいる胸膜までで，胸郭や横隔膜の感染症は，「呼吸器感染症」とは呼ばないことが多いです．

呼吸器症状とは，呼吸器感染症を強く示唆する症状のことです．

通常は，「上気道」症状と「下気道」症状に分類します．喉までが上気道，気管以下が下気道です．

上気道症状は，くしゃみ，鼻水，鼻づまり，喉痛などです．**下気道症状**は，咳，**呼吸苦**（息ができない，しづらい），**胸膜痛**（深呼吸をすると胸膜の炎症で痛い）などです．もっとも，上気道と下気道両方に炎症を起こしていることもありますし，上気道の炎症で，下気道の症状の「咳」が出ることもあります．鼻水が後ろに垂れ下がり，気道を刺激するためです（後鼻漏といいます）（**図3.2**）．

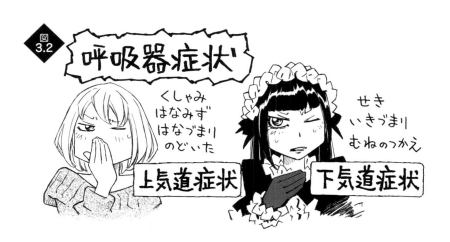

高齢者や新生児などでは，肺炎があるのに呼吸器症状に乏しいこともあります．呼吸器症状があれば呼吸器感染症を示唆しますが，それがなくても呼吸器感染症を否定できないのです．また，一見呼吸器症状のような咳や呼吸苦があっても，感染症でないこともあります．例えば，心臓の動きが悪くなる「心不全」においても，やはり咳，呼吸苦が出ることもあります．両者の区別はとても難しく，ときに肺炎と心不全が両方存在することすらあります．

　よく，発熱だけあり，呼吸器症状のない患者を「上気道炎（要するに，かぜです）」と診断してしまう医者がいます．これはとても危険なことで，しばしば異なる病気，ときに感染症でない病気が隠れています．

　呼吸器症状という現象1つとってみても，感染症，あるいは病気の様相というのはとても難しいのです．

3.1.3 腹部症状

　腹部症状で重要なのは，悪心・嘔吐，腹痛，そして下痢です（**図3.3**）．

　これらがすべてそろっている場合，これは消化管の病気である可能性が高いです．特に腸炎ですね．

　しかし，お腹は腸だけでできているわけではありません．

　まず腹腔内には腸（胃，十二指腸，小腸，大腸）だけでなく，右のお腹には肝臓，胆嚢，胆管があり，左のお腹には脾臓があります．腹腔の後ろには腎臓や膵臓があ

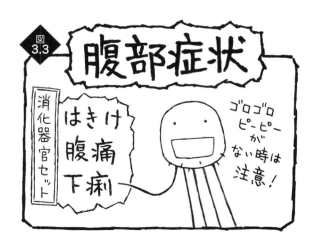

り，大動脈など血管もあります．腹腔の下には骨盤があり，男性なら前立腺や陰嚢・精巣，陰茎，女性なら子宮，卵管，卵巣，膣といった生殖器があります．いろいろな場所で，いろいろな原因でいろいろな症状が起こるのです．「腸の病気」と決めつけると失敗します．専門科でいえば，消化器内科だけではなく，泌尿器科，産婦人科などいろいろな専門分野の病気が隠れている可能性があります．いや，それだけでなく，「お腹の病気」じゃなくても腹痛が起きることもあります．例えば，糖尿病性ケトアシドーシスという糖尿病の合併症があります．これはお腹に病気がなくても腹痛が起きる病気です．糖尿病・内分泌領域ですね．他にも皮膚の病気，帯状疱疹（ウイルス感染です），心筋梗塞，鉛中毒などいろいろな病気で腹痛が起きます．

下痢がないときの腹痛は特に要注意です．女性であれば必ず妊娠かその合併症を可能性として検討します．**下痢がない腹痛を簡単に「急性胃腸炎」とゴミ箱診断してはいけない**，とはぼくらがよく教わるところです．

悪心・嘔吐も要注意．吐いているからお腹の病気と決めつけてはいけません．例えば，頭の病気，脳腫瘍なんかでも気持ちが悪くなることがあります．それから，腎臓の病気とかでも気持ち悪くなることもあります．二日酔いでも気持ち悪いですよね．目の前のあの人を見ていると気持ちが悪く…はどうでもよいか．

このように，**「お腹」の症状のときは，お腹以外の原因にも目配りしながら診療するのが大事です．**

3.1.4 皮疹

皮膚にぶつぶつが出る，というのは感染症ではよくあることです．特にウイルス感染症に多いです．麻疹，風疹，水痘（水ぼうそう），パルボウイルス感染（リンゴ病の原因），突発性発疹（ヒトヘルペルウイルス6によります），たくさんのウイルス感染症が皮疹を起こします．

体のかたっぽに部分的に皮疹を起こすのに帯状疱疹があります．帯のように見えるから帯状疱疹．ヘルペスの仲間，水痘帯状疱疹ウイルスが起こします．

細菌感染症でも皮疹が起きることがあります．有名なのは，梅毒．それから，髄膜炎菌感染症で手足に皮疹が出ることもあります．

感染症以外の病気でも皮疹はよく出ます．いろいろな可能性を考え，どういう皮疹が起きているのか，慎重に検討します．ときには皮膚科の先生と協力して診断に近づいていきます．

皮疹が「出ない」のが特徴の感染症もあります．例えば，マラリアはいろいろな症状を起こしますが，「皮疹は出ない」のが特徴です．皮疹があると，「うん，マラリアの可能性は下がるな」と考えることができます．

3.1 症候学的アプローチ 129

3.1.5 リンパ節腫脹

　リンパ節は，昔「リンパ腺」と呼ばれていました．腺というのは，何かを分泌する器官のことです．でも，リンパ節は分泌腺ではなく，白血球が集まって免疫反応を起こす場所です．体のあちこちにありますが，特に首，脇の下，脚の付け根に集まっています．

　リンパ節が腫れているということは，何かの炎症が起きていることを示唆しています．あと，がんがリンパ節に転移していることもあります．リンパ節が腫れる原因としては，

　感染症
　感染症以外の炎症
　がん

の3つが一番多いと思います．

　リンパ節腫脹は「全身のリンパ節腫脹」と「一部のリンパ節腫脹」に分類します．そして，急に起きた「急性」のリンパ節腫脹と，何週間も続く「慢性の」リンパ節腫脹に分類します（**図3.4**）．

　急性で全身のリンパ節が腫れている場合，その大多数はウイルス感染です．風疹のような．**急性でどこか「だけ」のリンパ節が腫れている場合，それは細菌感染のことが多いです**．特にリンパ節を腫らしやすい細菌感染症には，クラミジアなどの性感染症（脚の付け根が腫れます），手足の感染症（蜂窩織炎という皮膚と皮下の感染症など），猫引っ掻き病というその名の通りネコに引っ掻かれると起きる感染症（*Bartonella*感染）などが有名です．が，他にもいろいろな感染症でリンパ節が腫れます．

　慢性で全身のリンパ節が腫れている場合，これは感染症ではなく，その他の炎症，典型的には膠原病のことが多いです．全身性エリテマトーデス（SLE）とか．

　慢性で体の一部だけにリンパ節腫脹が見られる場合は，がんの転移か，特殊な感染症，特殊な炎症を考えます．特に注意すべきは結核です．多くの場合は，リンパ節生検といって，腫れているリンパ節を切って顕微鏡で調べる必要が生じます．

　このように，リンパ節腫脹も現象に応じて分類し，その分類にしたがって系統的にアプローチしていく必要があるのです．

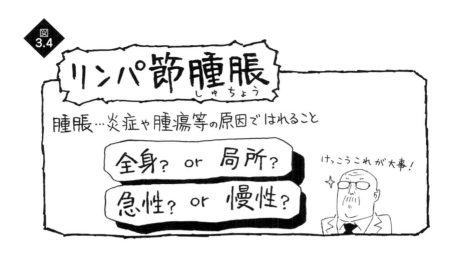

3.1.6 関節症状

　関節が腫れているときのアプローチも「リンパ節腫脹」に似ています．つまり，全身の関節が腫れているのか，一個だけ腫れているのか，急性か，慢性かという「空間」と「時間」による分類です．

　急性で全身の関節が腫れているときは，やはりウイルス感染症の可能性が高いです．特に有名なのはパルボウイルス感染．パルボウイルスは子どもの「リンゴ病」の原因として有名ですが，大人がかかると全身の関節炎，体のあちこちにできる皮疹，それからときに貧血を起こしたりします．

　急性で体の一個，あるいは数個だけの関節が腫れているときは，「痛風」「偽痛風」**といった結晶性の関節炎か，細菌感染症による関節炎を考えます．**細菌感染による関節炎の原因は多岐にわたりますが，特にブドウ球菌や淋菌が心配になります．腫れている関節に針を刺して，中に溜まっている水や膿を検査すれば診断できることが多いです（痛風や偽痛風もこうやって診断できます）．

　慢性で全身の関節が腫れている場合は，多くは自己免疫疾患，膠原病の仲間になります．有名なのが，関節リウマチですね．

　慢性で一部の関節が腫れているときは，いろいろな理由が考えられます．特に注意しなければならないのは，結核です．

3.1 症候学的アプローチ　131

3.1.7 痛み

　痛みを訴えている患者に対するアプローチは同じです．それが頭痛であれ，胸痛であれ，腹痛であれ，背中の痛みであれ，手足の痛みであれ，心の痛みであれ…，まあ，心の痛みは，ちとアプローチが異なりますが．

　「痛い」といっている患者さんでは，まず「なぜ痛いのか」を考えることが大事です．痛みには4種類あります．体性痛，内臓痛，関連痛，そして心理・精神的な痛み，です（図3.5）．

　体性痛は，太い感覚神経（Aδ線維）を伝って早い速度で脳に伝わる痛みです．手足を怪我したときなど，体「そのもの」の痛みです．ぶつけたとき，ぶん殴られたとき，刃物で切ったとき，こういうときの痛みが体性痛です．

　内臓痛は内蔵近くの細い感覚神経（C線維）を伝って脳に信号が届く「鈍い」痛みです．腸炎で腹痛が起きたときなど，このような「鈍痛」が起きることがあります．

　関連痛は，痛みの原因がそこにないのに，痛みを感じるものをいいます．心筋梗塞のとき，歯とか肩が痛くなることがありますが，そういうものです．心筋梗塞の患者さんがときどき歯医者さんや整体師のところに行くことがあります．要注意ですね．

　心理・精神的な痛みというのは分類が難しいのですが，精神的な原因が体の症状となって現れる「身体化症状」の1つです．解剖学的に説明できない痛みがあちこちに起きます．慢性化し，難治性であちこちの医療機関を「ドクター・ショッピング」する，なんていうのが典型的なパターンです．

　患者さんが痛いといっているとき，それが体性痛に属するのか，内臓痛なのか，関連痛なのか，あるいは身体化による精神的な原因なのかを突き止めます．そのため，痛みの鋭さ，強さ，場所，その他の関連症状，痛みが悪くなるきっかけ，痛みが治まるきっかけ，などを詳細に聞いていきます．

　例えば，「肩が痛い」といっている患者さんが，肩を動かすと「いてて」と痛みが増す場合，それは肩関節に問題がある体性痛の可能性が高いです．逆に，肩をぐるぐる回しても全然痛みが強くならず，胸がドキドキしたり息が苦しい場合は，心筋梗塞による関連痛かもしれません．

　頭痛がある場合，頭を左右に動かして痛みが頭や首，背中に増す場合は「髄膜炎」という中枢神経系の感染症を疑います．逆に，頭を前に倒して痛みが顔面のほうで増す場合は，鼻の周りの骨の空洞に炎症が起きた「副鼻腔炎」の可能性が増えます．

　このように，いろいろな痛みの性格を丁寧に調べ，診察することで，診断に近づいていくのです．間違っても，「痛い」，「じゃ，痛み止めを出しときます」なんて安易なアプローチをしてはいけません．胃潰瘍が原因で「お腹が痛い」に痛み止めを出す

と，その痛み止めがさらに胃潰瘍を悪くしてしまうことがあります．これだと，本末転倒ですね．

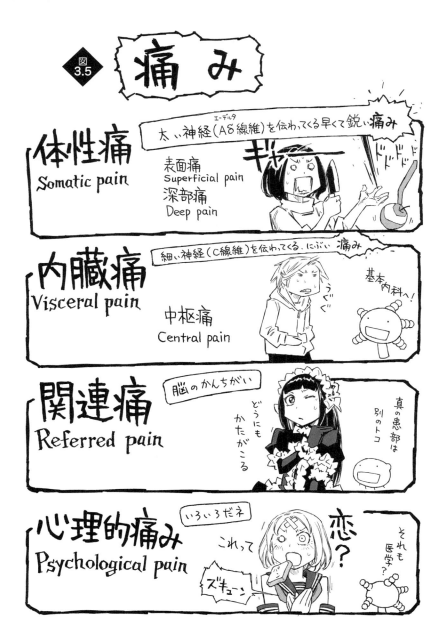

図3.5 痛み

3.2 臓器別感染症その1

感染症は臓器から

3.2.1 上気道感染症

呼吸器症状のところで説明したように，気道には上気道と下気道があります．上気道感染症は一部を除けば，ほとんどがウイルス感染症です．したがって，抗菌薬は使わない可能性が高いです．

上気道感染症（とその周辺）をぼくは以下のように分類しています．

（いわゆる）かぜ症候群
インフルエンザ，インフルエンザ様疾患
急性副鼻腔炎
急性中耳炎
急性咽頭炎
急性喉頭蓋炎やレミエール症候群など「怖い例外」
伝染性単核球症

いわゆる「かぜ」は，くしゃみ，鼻水，鼻づまり，微熱，頭痛なんていうテレビのCMによく出てくる症状の「あれ」です．基本的にウイルス感染症で，抗菌薬は効きません．ぼくは漢方薬を使ったりすることが多いです．くしゃみが多ければ小青竜湯という薬，咳が多ければ麦門冬湯など．

インフルエンザはインフルエンザウイルスによる感染症です．典型的にはかぜよりも「とんがった」症状で，高い熱，喉が痛い，体の節々が痛い，寒気がするという急激な症状が出て，逆に数日でよくなってしまうので，ぶり返したり長引くことはあまりありません．インフルエンザであれば，抗インフルエンザ薬も使いますが，パラインフルエンザウイルスなど，他のウイルスが原因で「インフルエンザみたいな」症状が出ることもあります．その場合，ぼくは麻黄湯や麻杏甘石湯，桂枝湯といった漢方薬を使って治すことが多いです．

急性副鼻腔炎は，厳密には「気道」感染症ではありませんが，気道である鼻の周りにあるので，便宜的にここに分類しています．原因微生物も気道感染症と同じで，肺

134 第3章 症候からアプローチする感染症

炎球菌のような細菌や，ウイルスが原因になります．「前にうつむくと痛みが増す」頭痛が特徴です．基本的には抗菌薬なしで，対症療法で治りますが，高熱が続く場合などは抗菌薬，普通はアモキシシリン（ペニシリン系）を使います．

　急性中耳炎も気道ではありませんが，喉と耳管でつながっている小部屋（鼓膜の奥にある）の炎症で，やはり気道感染症と原因微生物がかぶっているのでここに分類しています．考え方は副鼻腔炎と同じで軽症ならば抗菌薬なしで対症療法，重症例は抗菌薬，特にアモキシシリンで治療です．

　急性咽頭炎は，A群溶連菌（*Streptococcus pyogenes*）による細菌感染か，ウイルスのどちらかがほとんどです．溶連菌は100％ペニシリンに感受性があるので，ペニシリンが治療薬として推奨されます．ウイルスなら経過観察です．両者の区別は培養検査や迅速診断キットを用いることが多いです．

　急性喉頭蓋炎はインフルエンザ菌などが起こす怖い感染症で，喉の奥，眼では見えないところが腫れて，気道を閉塞してしまいます．呼吸困難で死に至ることもある怖い感染症です．インフルエンザ菌のワクチンが定期化されたので，この病気はほとんどなくなることが期待されます．レミエール症候群は喉の感染症が首の静脈（頸静脈_{けいじょう}脈_{みゃく}）を伝ってどんどん胸に下がっていく病気で，*Fusobacterium* という細菌が原因になります．こういう病気はまれですが，見逃すと命取りになりますので，頭の片隅においておく必要があります．

　最後に，伝染性単核球症．熱，喉の腫れ，首のリンパ節腫脹があり，急性咽頭炎とよく間違えられます．肝臓や脾臓が腫れていたり，血液検査で異型リンパ球というへんてこな形の白血球が見つかることもあります．ヘルペスの仲間，EBウイルスやサイトメガロウイルス，原虫のトキソプラズマ，あるいはHIVが原因のこともあります．とにかく診断し，原因を突き止めるのが大事です．

　というわけで，上気道感染症も，とてもかるーい「かぜ」から命にかかわる急性喉頭蓋炎までいろいろあります．正確な診断が非常に重要で，それが正しい治療を導き出してくれるのはいうまでもありません．

🏴 3.2.2 下気道感染症（肺炎含む）

　下気道感染症は，主に「肺炎」と「気管支炎」に分けられます．まあ，レントゲンに影が出るのが肺炎，出ないのが気管支炎…，こんな感じで分けていただいても，よいと思います．

　急性気管支炎にもずっと抗菌薬が使われてきました．しかし，ここ10年くらいで，気管支炎の原因はほとんどウイルスで，一部細菌が原因であったとしても抗菌薬なしで治癒することが分かってきました．**気管支炎には抗菌薬は使わない，が基本です．**

逆に，肺炎には抗菌薬が必要になります．肺炎球菌，インフルエンザ菌，モラキセラ，マイコプラズマ，クラミドフィラ，レジオネラの6つが特に市中肺炎の原因としては重要で，これらをカバーする抗菌薬が選ばれることが多いです．レスピラトリー・キノロンという抗菌薬がこの役を一手に引き受けてくれますが，肺炎と間違えられやすい結核の診断が難しくなることと，「不要な」緑膿菌をカバーしてしまうため，**ぼくは第3世代セフェム（点滴）とマクロライド，あるいはテトラサイクリン系の2剤で治療する**ことが多いです．もちろん，原因菌が判明していれば，それに合わせてピンポイントの治療をします．

3.2.3 尿路感染症

大きく分けると，熱の出ない膀胱炎と熱の出る腎盂腎炎（腎臓の炎症）に分けられます．ペニスなどの炎症（尿道炎）はセックスによる性感染症にカテゴライズされるので普通の尿路感染には入りません．あと，男性の場合は膀胱とペニスの間にある前立腺に感染を起こす「前立腺炎」も問題です．

尿路感染症はほとんどの場合，大腸菌が原因となりますから，まずは大腸菌を殺す抗菌薬を選択します．ニューキノロン製剤がよく用いられてきましたが，「キノロンだけ耐性」大腸菌が日本では増えており，簡単に治療しにくくなってきました．セフェムやST合剤などを地域の感受性試験に合わせて治療します．あと，腎盂腎炎は腎臓の中に細菌や炎症の塊（膿瘍）を作ってしまうため，解熱するまで数日かかるのが普通です．次の日に解熱していないからといって，慌てて「治療失敗」と即断しないことが大事です．

3.2.4 腹部感染症 （腹腔内，肝胆膵，脾臓，虫垂炎，憩室炎，盲腸炎）

「空間（トポロジー）」は大事です．**お腹では，空間としては大雑把で，「お腹のどこ」に炎症が起きているのか，細かく見ていく必要があります．**

お腹が痛くて，熱があって，下痢が「ない」場合は，お腹の「どこ」に炎症が起きているかを考えます．

（内臓逆位がない場合），原因は右側にあることが多いです．で，右の「うえ」か「した」かを検討します．要するに，お腹は四分割するのです．左右と上下．

お腹の右上に痛みがあることは多く，この場合，肝臓，胆嚢，総胆管などが検討されます．肝炎はウイルス性，薬剤性，アルコール性などいろいろな原因で起きます．

肝酵素の上昇がほとんど全例で起きており，血液検査が有用です．胆嚢炎は，胆嚢管が詰まって胆嚢という袋が腫れている状態です．超音波など画像検査で分かります．胆管炎は総胆管が詰まっている状態で，ビリルビンが排泄できなくなり，「黄疸」が起きることが多いです．黄疸が起きなくても，血液検査でビリルビンやLDH，アルカリフォスファターゼといった「胆道系酵素」が上昇していることが多いです．

　肝炎や胆管炎の診断には血液検査が有用で，胆嚢炎には血液検査は「微妙」で，画像のほうがより役に立ちます．

　急性肝炎の治療方法はいろいろですが，逆に「これ」という治療方法もありません．自然に治るのを待つのが普通です．胆嚢炎の治療は胆嚢摘出手術が基本です．胆管炎の治療には抗菌薬も用いますが，まずは閉塞の解除，内視鏡的に治療することが多いです（ERCPといいます）．胆嚢炎と胆管炎の一番即物的な違いは，紹介する医者が前者は外科医で，後者は（消化器）内科医ってとこでしょうか．これ，この業界で生き延びるためには，意外に大事な点です（特に夜中は）．あと，妊婦さんは子宮で腸を押してしまい，虫垂炎（いわゆる盲腸）で右上腹部が痛くなることがあります（妊婦さんは難しい！）．

　右下腹部が痛い場合は，「回盲部」という回腸と盲腸の間の炎症のことが多いです．盲腸，というのは一般でいう盲腸とは違います．「いわゆる」盲腸は，医学用語では「虫垂」といいます．虫垂が腫れる「虫垂炎」が「いわゆる」盲腸ですが（ややこしい！），この場合も右下腹部が痛くなります．回盲部の炎症を起こす病気には，サルモネラ，カンピロバクター，エルシニアなどの感染症，結核，クローン病やベーチェット病といった自己免疫疾患などたくさんあります．

　左側にはあまり痛くなる理由がありません．膵臓が腫れる急性膵炎（アルコールか「胆石」が原因になることが多いです．背中も痛くなります）．あとは脾臓に膿瘍ができたとか，腸管の袋（憩室）に炎症を起こした憩室炎などが原因になります．

　これに，女性の場合は卵巣，卵管，子宮，子宮頸部，膣など女性生殖器の炎症（骨盤内炎症性疾患，PID）で腹痛となります．特に，性感染症（クラミジアなど）が肝臓の周囲に炎症を起こす「肝周囲炎」というのがあり，知らないと肝炎などと間違えてしまいます（Fitz-Hugh-Curtis症候群という長い名前がついています）．

3.2.5 下痢症

　下痢の場合，急性の下痢，慢性の下痢，とこれも「時間」で区別し，あとは小腸か，大腸かといった「空間」情報も重要になります．とにかく原因はいろいろあって，「いわゆる」食中毒となる細菌が作る毒素（黄色ブドウ球菌とか，セレウス菌など）が下痢を起こす場合，ノロウイルスやロタウイルスといったウイルス性腸炎，サ

ルモネラやカンピロバクター，ビブリオといった細菌性腸炎，アメーバ赤痢やジアルジアなどの「原虫」感染症，それに炎症性腸疾患や過敏性腸症候群といった「感染症以外」などがあります．あと，珍しいですがVIPオーマなど，ホルモンを産生する腫瘍が下痢の原因になることもあります．

3.2.6 皮膚軟部組織感染症

　皮膚の感染症を丹毒，皮膚と皮下組織両方に感染症を起こす場合を蜂窩織炎といいます．前者は患部が腫れておらず，後者は腫れているのが特徴です．

　基本的に連鎖球菌，ブドウ球菌といったグラム陽性菌が原因のことが多く，セファゾリンのような第一世代セフェムが第一選択薬になります．MRSAが原因のときは，セフェムは効かないのでバンコマイシンなどを使用します．よく第3世代経口セフェムを皮膚軟部組織感染症に用いている医者がいますが，グラム陰性菌に強い本剤を用いるのは，あまり賢明ではありません（吸収も悪いですし）．ただし，何にでも例外はあり，肝硬変患者の重症軟部組織感染症，*Vibrio vulnificus*感染症のときや，水との曝露で起きる*Aeromonas*，インフルエンザ菌などが原因になる顔面の蜂窩織炎では（点滴の）第3世代セフェムでもOKのことが多いです．

138　第3章　症候からアプローチする感染症

3.3 臓器別感染症その2

ちょっと難しい感染症

3.3.1 心血管系感染症

　心臓は4つの部屋に分かれています．右と左，心房と心室に分けられるので，右房，右室，左房，左室と4つの部屋になります．大静脈が右房に血液を流し入れ，右房から右室に血液が行き，これが肺動脈を通って肺に行きます．ここで酸素と二酸化炭素の交換が起き，酸素をたくさんもらった血液は左房，左室へ流れて，力強い左室が大動脈にぽんっと血液を送り出します．で，体中に血液がまわるというわけ．でも，「ぽんっ」と送り出すだけだと血液が逆流するため，逆流防止の弁がついています．右房と右室の間に三尖弁，右室と肺動脈の間に肺動脈弁，左房と左室の間に僧帽弁，そして左室と大動脈の間に大動脈弁です．

　この弁に物理的な破壊や異常があると，細菌がくっつきやすくなります．で，そこに感染症が成立すると，ここから菌が血流に「持続的に」飛び出すようになります．持続的菌血症です．これを感染性心内膜炎といいます．

　敗血症が人間の呼吸や循環を容易に悪化させ，患者さんを急激に悪くしてしまうのに対し，心内膜炎は同じ菌血症が起きているのに，じわじわ真綿で首を絞めるように患者を苦しめます．したがって，発症初期は「熱」「だるい」という漠然とした症状しか示しません．心臓の病気に特有な症状，例えば胸痛，動悸，息切れなどはなく，そういう症状が出るのはずっと病気が進行した「末期」の状態です．

　日本の古典的な医者は臓器別に専門分野を分けてきました．でも，心内膜炎は普通心臓の病気に特有な症状が出ませんので，患者さんは心臓の医者にはかかりません．医者も心臓の医者に紹介しません（診察すると心臓の音に異常があるので，「知っているヒトは知っている」のですが）．というわけで，心内膜炎はしばしば誤診，診断が遅れる病気として知られています．本当に，知っていればすぐ分かるのですが．

　診断は，血液培養で血液中の菌を見つけ，心エコーで弁の異常を見つけてやれば可能です．連鎖球菌やブドウ球菌が原因のことが多いですが，他にもいろいろな菌がこの病気を起こします．

　また，サルモネラなど，大きな血管にくっついてここで感染症を起こし，心内膜炎

と同じような病気を作ることもあります．血管の壁が壊れて広がり，「動脈瘤」というこぶ状の病気を作ることもあります．これが破裂すると大出血で即死ですから，これも早く見つけて治療してやる必要があります．

こうした心臓や血管の感染症は，抗菌薬の長期投与が必要です．また，しばしば外科手術も平行して行います．非常にやっかいな感染症なんですね．

3.3.2 中枢神経系感染症

中枢神経，つまり脳とそれに続いている脊髄の感染症ですが，髄膜炎，脳炎，脳膿瘍がメインとなります．

髄膜炎は脳と脊髄を覆っている「膜」の炎症です．細菌性，ウイルス性，その他に分類されます．ウイルス性髄膜炎は別名「無菌性髄膜炎」ともいい，比較的治りやすいものです．逆に細菌性髄膜炎は死に至ることも多い恐ろしい病気です．肺炎球菌，インフルエンザ菌，髄膜炎菌などが原因となり，いずれもワクチンで予防できます．近年日本では肺炎球菌とインフルエンザ菌の予防接種が定期化されました．いずれ細菌性髄膜炎は「昔あった怖い病気」という過去の存在になるかもしれません（なるといいな）．他にも結核菌や真菌のクリプトコッカスなど，いろいろな微生物が髄膜炎を起こします（図3.6）．

脳炎はウイルスが原因となることが多いです．特に問題なのは，単純ヘルペスウイルスによるヘルペス脳炎，日本脳炎などです．日本脳炎はワクチンで予防できますが，これも予防接種の普及が不十分でときどき見られます．海外ではけっこう多い病気なので，海外旅行に行くときは要注意．海外にはエンテロウイルス71型（東アジア）や西ナイルウイルス（アメリカ，カナダなど）など，こわい脳炎の原因ウイルスが見られます．

脳膿瘍は頭に膿がたまるものです．細菌性の膿瘍が多いですが，アメーバなども膿瘍を起こすことがあります（自由生活性アメーバ）．前者は抗菌薬で治癒することが多いですが，後者は非常に難治性で致死率も高いです．

3.3.3 骨関節感染症

骨とか関節，整形外科の先生の領域ですが，感染症を起こすと非常にやっかいです．骨や関節にくっついた菌ってなかなか死なないからです．骨の感染症を骨髄炎といいます．関節に感染症を起こすことを化膿性関節炎といいます．どちらもブドウ球菌など，いろいろな菌が感染症を起こします．化膿性関節炎の診断は関節に針を刺して，中の液とか膿を調べれば分かります．骨髄炎でも骨に針を刺すこともありますが，これはけっこう大変なので，普通はMRIなどの画像で診断することが多いで

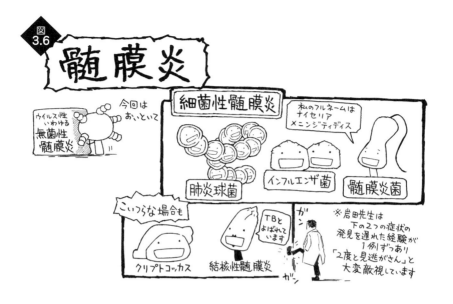

図3.6 髄膜炎

す．特に，人工関節など「異物」がある場合は感染のリスクが高く，また治療も大変で，しばしば手術による異物除去が必要になります．抗菌薬も何週間，ときに何ヶ月も必要になります．ああ，やっかい．

3.3.4 性感染症，生殖器の感染症

　性感染症には，生殖器そのものに病気を作るものと，生殖器でないところに病気を作るもの，その両方の3種類に分けられます．いずれもセックスで感染し，コンドームなどで（ある程度）予防が可能です．感染症の予防は感染経路を遮断すればよいのでした．まあ，セックスしないのが一番確実ですが，性感染症は撲滅が極めて困難といわれていまして，人間はそういうものなのでしょう．

　生殖器に病気を起こすものとしては，ヘルペス（単純ヘルペスウイルス，普通は2型），クラミジア，淋菌，パピローマウイルス（コンジローマといういぼの原因でもあり，子宮頸癌などがんの原因にもなります）などです．全身に病気を起こすものとしては，HIV，B型肝炎ウイルス，C型肝炎ウイルスなどがあります．両方に病気を起こすのは，梅毒トレポネーマです．

3.3.5 眼感染症

　眼も解剖的に「空間」で分類します．表面の膜の感染症には結膜炎や角膜炎があります．それから眼球そのものの感染症（眼内炎），網膜炎，ブドウ膜炎などいろいろな感染症があります．もっとも，結膜炎などはアレルギーによる非感染症も多いですし，ブドウ膜炎も膠原病など非感染症が原因になることも多いです．

　結膜炎や角膜炎はアデノウイルスなどウイルスや細菌，あと，自由生活性アメーバといった原虫が原因になることもあります．これは，コンタクトレンズの汚染が原因です．それから，カンジダのような真菌が血流を介して眼に飛んでいくこともあります（カンジダ眼内炎）．

　治療は抗菌薬も用いますが，眼科の先生に手術してもらう必要が生じることもあります．

---

column　日本の医者はなぜ感染症を診断しないのか

　残念ながら，日本の臨床感染症診療レベルはあまり高くありません．それにはいくつかの理由があります．

　まず，日本では伝統的に感染症は微生物学の領域だと勘違いされてきました．確かに感染症学は微生物学を基盤としていますが，微生物学「そのもの」ではありません．このため，患者に起きている現象を無視して，検出される微生物と「試験管の中で」抗生物質が効くかどうかという点だけが注目されてきたのです．

　また，日本の診療科は伝統的に臓器別の縦割り制で，しかも自分の臓器以外の病気についてあまりに無関心でした．したがって，「熱」を訴えている患者についても自分の臓器…，肺炎とか腎臓の感染症とか…，だけに注目し，他の臓器については知らん，って感じだったのです．

　さらに，日本の医療における非常に大きな問題があります．それは医者が「質問をするのが苦手」なことです．

　医者は小学校に入学してから，医学部を卒業，医師国家試験に合格して医者になるまで，「質問に答える」訓練を徹底的に仕込まれています．質問に迅速に，正確に，大量に答えることができる能力を有していれば医学部に入り，そして医師国家試験に合格するのです．しかし，我々は「質問をする」訓練はほとんど受けていません．したがって，医学生に「質問をしなさい」と促しても，ほとんどちゃんとした質問が出てこないのです．

　そのため，医者は患者を目の前にしても，「質問をする」よりも「答えを出

す」ほうに行きがちです．そっちのほうが得意だからです．「眠れない」と訴える患者に対してすぐに睡眠薬を処方＝回答をしてしまいます．「なぜ，眠れないのですか」という質問をすればもっと違う話が出てくるかもしれないのに．もしかしたら，人間関係の悩みで眠れないのかもしれない．コーヒーの飲み過ぎで眠れないのかもしれない．前者においては人間関係の是正が必要で，後者であればコーヒーの飲み方の是正が回答です．睡眠薬の処方は「問題を解決したふり」に過ぎず，本当の問題はほったらかしのままなんですね．

　感染症診療でも同様です．発熱があり，血液検査で炎症マーカーの上昇（CRPの上昇）があると，すぐに医者は抗生物質を出してしまいます．その実，患者に何が起きているのかは分かりませんし，分かろうともしません．患者に感染症はあるのか．あるとすれば，どの臓器に，どの微生物による感染症が起きているのか．出すべき抗菌薬は経口薬か，点滴薬か．こういう「質問」を患者の言葉に，患者の体に重ねていくことこそ，診療の本質です．それを多くの日本の医者は端折ってしまっているのです．

　質問をする訓練をし，「自分が分かってないことが分かる」医者にならない限り，日本の医者の感染症診療レベルは上がりません．「分かってないことが分かる」ことをギリシャのソクラテスは「無知の知」といいました．そして，「自分が何が分かっていないか分かっていない」，「自分の分かっていない世界に意識を向けることができない」ことを，我々は「井の中の蛙」と呼ぶのです．

　たとえたくさん医学知識を持っていても，自分の分からないところが分からなければ，それは単に「やたらでかい井戸の蛙」に過ぎないのです．

An Illustrated Guide to Infectious Diseases

第 4 章

微生物からアプローチする感染症

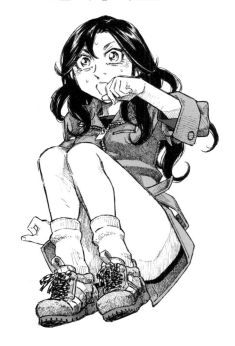

4.1 微生物学基本

　感染症は微生物が原因で起きる病気のことで，微生物の知識は必須です．とはいえ，微生物はたくさんいて，勉強は無茶苦茶面倒くさいです．ぶっちゃけ，医学部で一番人気がない科目の1つが微生物学で，それはやたらと暗記が多いからなんですね．

　暗記ものが多い場合は，大雑把に分類して，重要なものからアプローチしていくのが王道です（たぶん）．細かいところからチマチマやっているとキリがありません．

　まず，微生物には日本語名と，ラテン語名（学名）があります．日本語名は肺炎球菌とか，緑膿菌とか，そういうやつです．ラテン名は「二命法」という方法をとっていて，微生物に限らず生物はすべてこれで命名します．例えば，人間は*Homo sapiens*ですね．イタリック（斜めの字）で表記します．*Homo*が属名，*sapiens*が種名です．ただし，ウイルスは生物であるかどうか，というところも「微妙」で，このような表記はしません．

　さあ，第1章でやった微生物の分類をおさらいしておきましょう（**図4.1**）．

プリオン
ウイルス
細胞内寄生性の「小さな」細菌（リケッチア，マイコプラズマなど）
普通の細菌（グラム陽性菌，グラム陰性菌，嫌気性菌）
普通じゃない細菌（抗酸菌，ノカルジア，アクチノミセス，スピロヘータなど）
真菌（酵母菌，糸状菌）
原虫
蠕虫
節足動物（ダニ，昆虫など）

　節足動物とは節のあるもので，昆虫やクモ，ダニなどが相当します．え？　あれって「微生物」なの？　まあ，微生物は肉眼で見えないものなのですが，感染症学では病気を起こすサナダムシ（条虫）やヒゼンダニ（疥癬の原因）などは，便宜的に「感染症の原因」として微生物に分類します．まあ，分類は恣意的に行われる構造主義的な営為なので（意味分かんなくてもいいです），使っている人たちが便利に感じるやり方であれば，いいんです．ほんと．

　プリオンは遺伝子を持たないタンパク質で，「生物」とも呼びづらいですが，クロ

146 ┃ 第4章　微生物からアプローチする感染症

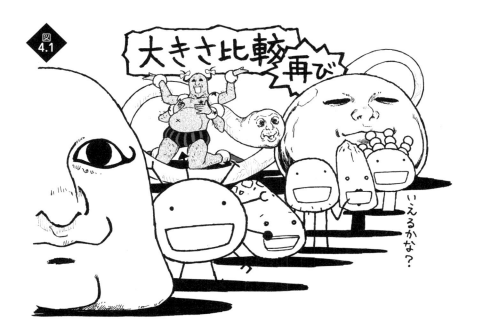

図4.1

イツフェルト・ヤコブ病など感染性のある脳疾患の原因となる（異論もあり）ので，微生物として分類しています．

　ウイルスはDNAやRNAといった遺伝子を持ちますが，自分だけでは増殖できず，他の生物の細胞内に入る必要があります．光学顕微鏡では見ることができず，「見よう」と思ったら電子顕微鏡が必要です．もっとも，臨床現場で電子顕微鏡を使うことはなくて，人間の抗体反応や遺伝子検査で見つけ出すことが多いです．ウイルスには抗菌薬は効きません．「抗菌薬が効かない微生物がウイルスだ」というのは，必ずしも正確ではありませんが臨床的に有用な表現です．

　「小さな」細菌とは，光学顕微鏡（とグラム染色）で見ることができないものをいいます．クラミジア，マイコプラズマ，ウレアプラズマ，リケッチアなどです．ウイルスと異なり，抗菌薬は効きますが，ペニシリンなどのβラクタム薬は効きません．

　一般的な細菌とは，グラム染色という特殊な染色法を用い，光学顕微鏡で見ることができるものをいいます．青く染まるのがグラム陽性菌，赤く染まるのがグラム陰性菌です．臨床現場で遭遇する感染症の原因菌の大多数はこのカテゴリーに収まります（図4.2）．

　普通じゃない細菌．これも学問的な分類というより臨床的な「便利さ」に基づく分類で，グラム染色以外の染色などで診断するような細菌を指します．例えば，結核菌

4.1　微生物学基本　　147

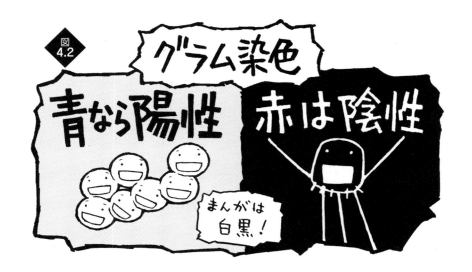

などの抗酸菌，ノカルジア，アクチノミセスなどです．スピロヘータは，光学顕微鏡で見えるものも見えないものもありますが，ヘロヘロした「らせん状」の形をしているのが特徴です．臨床的にもっとも有名なのは梅毒トレポネーマで，これは暗視野顕微鏡という特殊な顕微鏡でないと見ることができません（小さいからです）．他にもライム病や回帰熱といった特殊な感染症を起こすボレリア，ワイル病という病気の原因となるレプトスピラなど，いろいろな菌があります．

　真菌は真核生物で，細胞核があるのが細菌との大きな違いです．コロニーがテラテラ光って見える酵母菌とカサカサしている糸状菌に分類します．前者の代表例がカンジダ，後者の代表例がアスペルギルスです．

　原虫も真核生物ですが，こちらは単細胞の「寄生虫」になります．臨床的には「お腹」と「血液」，「その他」の原虫に分けます．「お腹」の原虫には赤痢アメーバやジアルジアなど，「血液」の原虫ではマラリアやバベシア，「その他」には自由生活性アメーバやトキソプラズマなどがあります．

　蠕虫は原虫と違い，多細胞の寄生虫です．肉眼で見えるものが多いですが，感染症の原因となるので便宜的に「微生物学的」分類に入れています．線虫，吸虫，条虫に分類され，それぞれ「うどんみたい」「吸盤みたい」「きしめんみたい」な格好をしています．いや，こんな乱暴な分け方でもいいんです．

　蠕虫感染症が起きると，リンパ球のうち，Th2細胞というT細胞を介してIL-4，IL-5などのサイトカインが産生，分泌され，免疫グロブリンのIgEが増加したり，好酸球という特殊な白血球が増えたりします．好酸球増加が蠕虫感染症診断のきっかけ

になることもあります．原虫感染ではこういうことは起きないので，「好酸球が上がっていないから赤痢アメーバは否定的」といった勘違いをしてはいけません．

4.1.1 細菌感染症の基本

　感染症の多くは抗菌薬で治療し，抗菌薬で治療できるのは基本的に細菌感染症です．細菌感染症は医療機関で治療する感染症のメインなものになり，そのアプローチも系統的になっています．ここを通り抜けないと，感染症学は一歩も前に進めないってわけ．

　で，**細菌感染症の基本は，グラム染色です**．グラム陽性菌（青色に染まる）か，グラム陰性菌（赤色に染まる）か，「その他」か，で分類します．

　それとは別に，細菌は空気がないと生きていけない「好気性菌」，空気があると死んでしまう「偏性嫌気性菌」，空気があってもなくてもよい「通性嫌気性菌」に分類されます．ただし，これは微生物学的な分類．臨床医学では，便宜上「好気性菌」と「通性嫌気性菌」両方を「好気性菌」として扱います．で，「偏性嫌気性菌」だけをいわゆる嫌気性菌としています（**表4.1**）．どうしてかというと，そのほうが診断に便利だからです．「偏性嫌気性菌」が起こす感染症は，口，お腹，女性の陰部にだいたい限定されていますし，効果のある抗菌薬もクリンダマイシンやメトロニダゾールなど特殊で限定的なものが多いです．まあ，臨床医学は現場的に便利であればいいんです．

　で結局，細菌は，

　好気性グラム陽性菌
　好気性グラム陰性菌
　嫌気性菌
　その他（グラム染色で見えないもの）

に分類します．嫌気性菌はグラム陽性菌もグラム陰性菌も「だいたい」似たような治療をするので，分類することにそこまで拘泥しません．両者混在というのも多いですし．

　あと，形態学的な分類もあります．丸い球菌，細長い桿菌です．ただ，

表4.1　微生物学的な分類と臨床医学的な分類

微生物学的な分類	臨床医学的（感染症学的）な分類
好気性菌	好気性菌
通性嫌気性菌	
偏性嫌気性菌	嫌気性菌

4.1　微生物学基本

グラム陽性菌は大多数が球菌
　グラム陰性菌は大多数が桿菌

です．逆にいえば，少数派のグラム陽性桿菌，グラム陰性球菌を個別に抑えておけばばっちり，ってことです．

　その他は，すでに述べたクラミジア，マイコプラズマなどの「小さな」細菌，スピロヘータ，結核菌などの「高い」（と俗にいわれる）細菌があります．それぞれ個別に対応します．

　細菌感染症の診断は，

　感染臓器
　感染微生物
　患者の重症度

を吟味して行います．その微生物の検査は

　グラム染色
　培養検査
　その他（各種抗原抗体反応，遺伝子検査など）

で行います．

4.1.2 どうやって勉強するか

　微生物学の教科書を頭から読んでいても嫌になってしまいます．臨床的に重要な菌から覚えていき，だんだん広げていくのがよいと思います（抗菌薬の理解の仕方も同じです）．

　ぼくの場合，マインドマップ「風」の「ツリー」を作って勉強することが多いです．マインドマップ®って商標つけているので，あくまでも「風」ですが．トニー・ブザンってスケール小さい人ですよね．

　で，紙の真ん中ではグラム陽性菌とグラム陰性菌に分けます．

　グラム陽性菌は，形態的に連鎖球菌とブドウ球菌に分けます．

　連鎖球菌は「肺炎球菌」と「その他」に分けます．

　ブドウ球菌は「黄色ブドウ球菌」と「その他」に分けます．要するに，黄色ブドウ球菌とか肺炎球菌は重要度が高いし遭遇する頻度が高いので，「特別扱い」なんです．

　「黄色ブドウ球菌」は，「MRSA」と「MSSA」，すなわち β ラクタム薬が効かない耐性菌か，効く感受性菌かで分けます．勉強がすすんだら，VISAとかVRSA，ペニシリン感受性黄色ブドウ球菌などの少数派を加えていってもよいでしょう．

150 ｜ 第4章　微生物からアプローチする感染症

「肺炎球菌」は，ペニシリン感受性あり，なし，その中間で，PRSP，PSSP，PISPと分類してもよいでしょう．分類のやり方は「恣意的」なので，これじゃなきゃいけない，と決めつける必要はありません．あくまで自分が理解しやすいやり方で分類してください．後で修正するのも，もちろんありです．

グラム陰性菌は，「緑膿菌」と「それ以外」に分けます．緑膿菌だけ，効果のある抗菌薬が異なるため，別グループにしておいた方がよいからです．

などなどなど，こういうふうに広げていけば，面倒くさくてややこしい細菌の分類は比較的容易になります．抗菌薬やその他の微生物の分類も，同様に可能です．いかがでしょう．

4.2 グラム陽性菌

では，まずはグラム陽性菌からいきましょう．臨床的に重要な菌がたくさんいます．

4.2.1 A群溶連菌

顕微鏡で「鎖のように青い球菌が連なっている」のが連鎖球菌です．連鎖球菌で特に大事な菌の1つがA群溶連菌です（**図4.3**）．ランスフィールド分類により，「A群」に分類されるこの菌は寒天培地で「β溶血」するため，β溶連菌とも呼ばれますし，菌名で*Streptococcus pyogenes*とも呼ばれますし，group A streptococcusを略してGAS（ガス）なんて呼ばれます．ああ，ややこしい．

A群溶連菌があるくらいなので，B群，C群，D群，G群なんてのもあります．B群溶連菌は*Streptococcus agalactiae*のことで，新生児の髄膜炎や糖尿病患者の感染症を起こすことで知られています．D群溶連菌は，現在では「腸球菌」に分類されます．

A群溶連菌は，細菌性急性咽頭炎の「ほとんど唯一の」原因菌です．また，皮膚軟部組織感染症として，猩紅熱，丹毒，蜂窩織炎の原因にもなります．

それだけでなく，A群溶連菌はいろいろな免疫学的な病気も起こします．例えば，糸球体腎炎という腎臓の病気です．これは腎臓の感染症ではなく，感染症の後に起

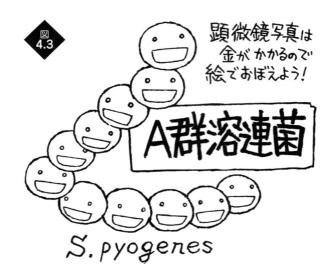

図4.3

きる自己免疫疾患です．あるいは，リウマチ熱という心臓や神経，関節などを侵す病気です．

　また，A群溶連菌は，重症の感染症，「壊死性筋膜炎」の原因にもなります．俗称を「人喰いバクテリア」などといい，筋膜を毒素でどんどん溶かしていって，あっという間に人を殺してしまいます．怖いですね．

　このようにA群溶連菌はいろいろなタイプの病気の原因となるので，とても重要なんです．ただ，この菌はいいところもありまして，**100％ペニシリンに感受性があります．**というわけで，**治療はペニシリンを使うのが基本**です．

4.2.2 肺炎球菌

　肺炎球菌（*Streptococcus pneumoniae*）も重要な菌です（**図4.4**）．形としては，いちおう連鎖球菌なんですが，細長い青い楕円形の菌が2つながっている双球菌（*diplococcus*）です．慣れていれば，顕微鏡で見ればすぐにこの菌と分かります．

　肺炎球菌はその名の通り，肺炎の最大の原因菌です．また，細菌性髄膜炎という怖い病気の原因にもなります．その他，中耳炎や副鼻腔炎などいろいろな病気を起こします．

　肺炎球菌の周りには莢膜があり，これが免疫反応から（菌の）身を守ります．逆に人間は，ここを「液性免疫」がアタックして肺炎球菌をやっつけようとします．液性

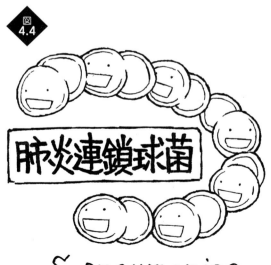

図4.4

4.2　グラム陽性菌　153

免疫は白血球の一部，B細胞が形質細胞に変わって，これが抗体を作って菌にとりつき，補体などの助けを借りて脾臓やリンパ節で菌を殺します．逆に，液性免疫が低い免疫抑制者（悪性骨髄腫という形質細胞のがん，先天性の液性免疫不全，脾臓のない人など）は，肺炎球菌の感染症にとても弱いです．

　肺炎球菌感染症の治療は，「感染部位」によって異なります．**肺炎であればほとんどペニシリンで治療可能**ですが，**髄膜炎だとペニシリンの濃度が上がらないため，セフェムやバンコマイシンなど，異なる抗菌薬で治療します．**

　肺炎球菌には大きく分けると2種類のワクチンがあります．小児用の共役ワクチン（conjugate vaccine）（結合型ワクチンとも呼ばれます）と，成人用のワクチンです．特に小児用のワクチンは，子どもの肺炎球菌感染症，とりわけ髄膜炎を激減させました．

4.2.3 腸球菌

　腸球菌も臨床的には重要な連鎖球菌です．D群溶連菌のことなのですが，通常は腸球菌（*Enterococcus*）と呼ばれます．enteroとはお腹のことで，消化管の中にいることが多いです．

　腸球菌は尿路感染症や胆管炎などの原因として有名です．また，血流感染を起こすと，感染性心内膜炎を起こすこともあります．

　大きく分けると腸球菌は，*E. faecalis* と *E. faecium* に分けられます（**図4.5**）．前者はペニシリンに感受性があり，後者はないのが普通で，通常はバンコマイシンで治療します．ところが，最近ではバンコマイシン耐性腸球菌（vancomycin resistant *Enterococcus*, VRE）というものも出てきており，このときはバンコマイシンは使えません．リネゾリドやダプトマイシンといった異なる抗菌薬が必要になります．あと，**腸球菌には基本的にセファロスポリンは効きません．** これも知っておくべき大事な点です．

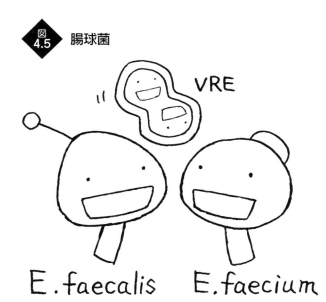

図 4.5　腸球菌

4.2.4 黄色ブドウ球菌

　ブドウ球菌で一番大切なのは黄色ブドウ球菌です．コロニーが黄金色をしているので，黄色．*Staphylococcus aureus* の aureus も「黄金」の意味です．

　黄色ブドウ球菌は，もともとペニシリンに感受性がありました．しかし，近年では耐性化がすすみ，セファゾリンなど，他の抗菌薬でないと治療が難しくなっています．また，80年代頃からすべての β ラクタム薬に耐性の MRSA（メチシリン耐性黄色ブドウ球菌）が出現し，この感染症の治療を非常に難しくしています（**図4.6**）．これは *mec*A という遺伝子が作ったペニシリン結合タンパクに，β ラクタム薬がくっつきにくくなってしまうために耐性となってしまったのです．もともと病院にしかいなかった MRSA ですが，最近では一般社会にもはびこるようになりました．これを市中獲得型 MRSA（CA-MRSA）といいます．β ラクタム薬は使えないので，バンコマイシン，リネゾリド，ダプトマイシンなど，MRSA に効果がある抗菌薬の使用を余儀なくされることも多いです．

　黄色ブドウ球菌はA群溶連菌同様，皮膚や軟部組織の感染症を起こします（蜂窩織炎など）．もともと皮膚にくっつきやすい菌なんです．菌血症を起こすと感染性心内膜炎を起こしやすい菌でもあります．こうなると治療は難渋します．

4.2　グラム陽性菌

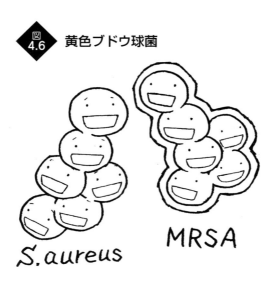

図 4.6 黄色ブドウ球菌

4.2.5 グラム陽性桿菌

　グラム陽性菌の大多数はグラム陽性球菌であり，グラム陽性桿菌は少数派です．が，臨床的には重大な菌も多く，「忘れちゃいけないぜ」的な菌でもあります．

　グラム陽性桿菌の多くは嫌気性菌です．例えば，偽膜性腸炎の原因になる *Clostridium difficile* がその1つです．神経筋接合部に作用する神経疾患，破傷風の原因の *Clostridium tetani* や，ボツリヌス症の原因の *Clostridium botulinum* も嫌気性グラム陽性桿菌です（図4.7）．

　好気性グラム陽性桿菌もあります．セレウス菌（*Bacillus cereus*）は毒を作る食中毒の原因でもありますし，病院内のカテーテル関連血流感染の原因にもなります．バイオテロに使われる炭疽菌（*B. anthracis*）も好気性グラム陽性桿菌です．

図 4.7 グラム陽性桿菌

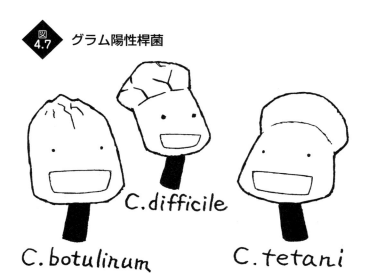

4.2 グラム陽性菌

4.3 グラム陰性菌

さあ，次は赤く染まるグラム陰性菌です．ほとんどが桿菌です．

4.3.1 大腸菌

大腸菌（*Escherichia coli*）はお腹に病原性を持つ大腸菌と，お腹に病原性のない大腸菌があります．「お腹に病原性がない」というのは「病気を起こさない」という意味ではなく，腸管にいるときは病気を起こさないのですが，他の場所では感染症の原因になります．例えば，尿路感染症の最大の原因菌はこうした大腸菌です．胆嚢炎や胆管炎といった「右上腹部」にくる感染症の原因でもあります．

病原性のある大腸菌には，海外旅行の下痢の最大の原因，腸管毒素性大腸菌（enterotoxigenic *E. coli*, ETEC，イーテックと読みます）とか，溶血性尿毒症症候群（hemolytic uremic syndrome, HUS）の原因，腸管出血性大腸菌（enterohemorrhagic *E. coli*, EHEC，イーヘックと読みます．血清型のO-157というのが有名ですが，これもEHECの一種です）などいろいろあります（**図4.8**）．大腸菌感染症には抗菌薬を使いますが，HUSに抗菌薬を使うとかえって病気が悪くなる恐れもあり，抗菌薬の使用については意見が分かれています．

4.3.2 腸内細菌科

これはたくさんの腸内にいる好気性グラム陰性桿菌の総称です．*Enterobacteriaceae* といいます．腸の中には他にも嫌気性菌や腸球菌などがいるので，いわゆる「腸内細菌」と「腸内細菌科」は別物なのですが，まあ，あんまり細かいことはいいっこなし．大腸菌も腸内細菌科に属するグラム陰性桿菌です．サルモネラやエルシニア，赤痢菌（*Shigella*）も腸内細菌科に属しますが，「臨床的には」別扱いをすることが多いです．ぼくら臨床医が「腸内細菌」というときは，人間の体に定着している可能性が高いセラチア（*Serratia*），クレブシエラ（*Klebsiella*），モルガネラ（*Morganella*），シトロバクター（*Citrobacter*），エンテロバクター（*Enterobacter*），プロテウス（*Proteus*）そして大腸菌（*E. coli*）なんかを指すことが多いです（**図4.9**）．

で，これらはしばしば，**尿路感染やカテ感染などの院内感染の原因**となります．ときには肺炎を起こすことも．そして，その多くは薬剤耐性菌です．最近は，ESBL

158 | 第4章 微生物からアプローチする感染症

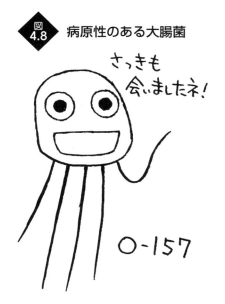

図4.8 病原性のある大腸菌

（基質拡張型βラクタマーゼ）産生株，AmpC過剰産生株，KPC（Klebsiella pneumoniae carbapenemase）型βラクタマーゼ産生株，NDM-1型βラクタマーゼ産生株など，多くの腸内細菌が強烈な多剤耐性化っぷりを発揮して，ぼくらを困らせています．

4.3.3 カンピロバクター，赤痢菌，エルシニア，ビブリオ，そしてサルモネラ

すでに述べたように，赤痢菌やエルシニア，サルモネラは「腸内細菌科」には分類されますが，臨床的には「別枠」にすることが多いです（**図4.10**）．どうしてかというと，こういう菌は**病院で見つかることはまれで，通常は食べ物や水から感染する，つまり「市中感染」の原因（かつ食中毒の原因）**だからです．

カンピロバクター（*Campylobacter*）は，主に鶏肉から，ときに牛から感染する菌です．顕微鏡で見ると，クネクネしたらせん状の形をしており，カモメの羽根のようにも見えるためにgull wingなんて呼ばれることもあります．腸炎の原因として有名ですが，菌によっては菌血症を起こしたりします．また，カンピロバクター感染の後にギランバレー症候群という神経の病気を起こしたり，ライター症候群と呼ばれる炎症性疾患になることもあります．**カンピロバクターには，グラム陰性菌によく効くキ**

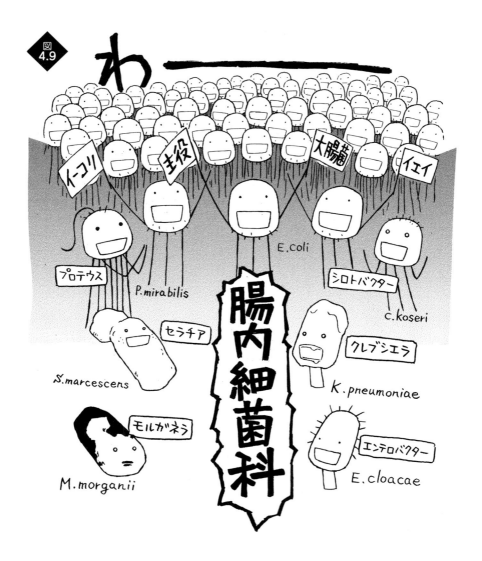

図4.9

　ノロン耐性菌が多く，マクロライド系抗菌薬のほうが効果があります．ただ，腸炎はたいてい自然治癒しますし，マクロライドの副作用で下痢をしたりして本末転倒だったりしますから，「菌がいるから抗菌薬」と決めつけるのは禁物です．

　赤痢菌（*Shigella*）は日本の志賀潔が発見したのでこの学名がつきました．まあ，菌に自分の名前を付けるのはどうかと思いますが．やはり汚染された食物や水を介して感染し，血の混じった独特の腸炎の原因になります．

図 4.10

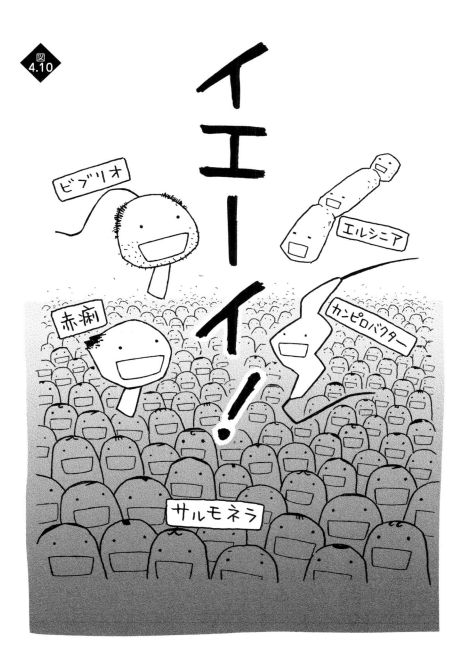

4.3 グラム陰性菌 | 161

エルシニア（*Yersinia*）も乳製品や豚肉を介して感染し，右下腹部が痛い独特の腸炎を起こします．場所的に「盲腸」（正確には虫垂炎）と間違えやすいので，診断が難しいこともあります．

　ビブリオ（*Vibrio*）は海水中にいる菌で，海産物を食べて腸炎を起こすことがあります．特に，コレラ菌（*V.cholerae*）は激烈な水下痢の原因となり，脱水で力つきて死んでしまうことすらあります．日本ではまれですが，海外ではしばしば大流行もしており，2010年のハイチ大地震のあとでもコレラが流行して大問題となりました．あと，肝硬変のある方だと，*V. vulnificus*というビブリオが皮膚感染症や菌血症を起こすことがあります．とても死亡率が高い，怖い感染症です．

　サルモネラ（*Salmonella*）は鶏肉や鶏卵から感染することが多いです．日本の卵は安全だから大丈夫なんて安心していませんか．海外に比べると安心度は高いですが，絶対的なものではありませんから，卵かけご飯や鳥刺しを食べるときは，ちょっと覚悟が必要です（まあ，ぼくも食べますけど）．サルモネラは腸炎を起こしますが，ときに菌血症を起こし，血管にくっついて感染性動脈瘤の原因になります．また，サルモネラの中にチフス菌（*S. typhi*），パラチフス菌（*S. paratyphi*）というのがいて，これらは腸チフスという，長い熱の原因になります．

4.3.4 ヘリコバクター

　これはスピロヘータやカンピロバクター同様，らせん形をしているグラム陰性菌です．有名なのが，*Helicobacter pylori*でピロリ菌と呼ばれます（**図4.11**）．オーストラリアのウォレンとマーシャルが，ピロリ菌を胃の中に見つけ，これが慢性胃炎，胃潰瘍や十二指腸潰瘍，胃がんなどいろいろな病気の原因であることを発見しました．病気の多くは抗菌薬と胃薬（PPI）の組み合わせで治ってしまいますから，これまたびっくりです．

4.3.5 緑膿菌

　緑膿菌（*Pseudomonas aeruginosa*）は**いろいろな抗菌薬が効きにくい特殊な性格をしており，また院内感染の原因菌としても重要な**ため，前述のようにグラム陰性菌の中では「特別扱い」することが多いです（**図4.12**）．肺炎，尿路感染，カテーテル関連血流感染など，いろいろな院内感染を起こします．また，化学療法後に好中球減少を起こして免疫が弱った患者では，緑膿菌感染はものすごく死亡率が高いことが知られています．したがって，こういう患者が発熱したら（発熱性好中球減少，febrile neutropenia, FNと呼びます），すぐに血液培養をとって緑膿菌をカバーする抗菌薬を投与するのが基本です．

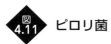
図 4.11 ピロリ菌

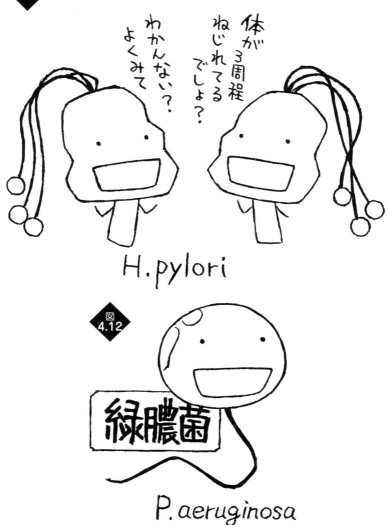

図 4.12

　緑膿菌を殺す抗菌薬には，一部のセフェム，ピペラシリン，カルバペネム，アミノグリコシド，ニューキノロンなどいろいろありますが，多剤耐性菌も増えています．特に **MDRP（多剤耐性緑膿菌）は日本に多く，国内の抗菌薬がまったく使えないものも少なくありません．大問題です．**

4.3.6 ヘモフィルス

　ヘモフィルスはグラム染色をして顕微鏡で見ると，小さくってまるっこくって，球菌なんだか桿菌なんだか分かりにくい，という桿菌です．一番有名なのがインフルエンザ菌（*Haemophilus influenzae*）で，これは1981年のスペイン風邪とよばれたインフルエンザのパンデミックのとき，インフルエンザの原因として「勘違いされた」ことから生じたネーミングです（本当はインフルエンザウイルスが原因）（**図4.13**）．分かりにくいよねえ．

　インフルエンザ菌は，肺炎球菌同様，肺炎の原因として，また髄膜炎の原因として有名です．それと，喉頭蓋という場所が腫れ上がって気道を閉塞してしまう「急性喉頭蓋炎」の原因としても知られています．命にかかわる感染症を起こすことが多いんです．耐性菌も増えており，βラクタマーゼを作るタイプと作らないタイプがあります．前者をBLPAR，後者をBLNAR（ブルナーと呼びます），特に後者はβラクタマーゼ阻害薬入りのペニシリンが効きませんから，要注意です．

　幸い，インフルエンザ菌（のタイプb）には有効なワクチンがあり，インフルエンザ菌の重症感染症はどんどん減っていくことが予想されています．

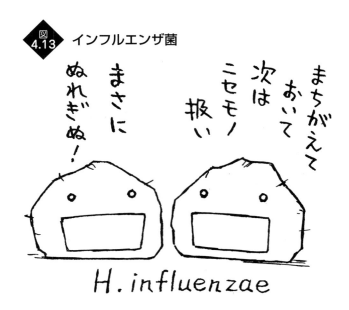

図4.13 インフルエンザ菌

4.3.7 グラム陰性球菌

少数派に属するグラム陰性球菌ですが，臨床的に重要なのが3つあります（図4.14）．

1つ目が，髄膜炎菌（*Neisseria meningitidis*）．これはその名の通り，髄膜炎の原因として有名です．日本でも珍しいながらもときどき起きています．アフリカには髄膜炎ベルトという横にながーい地域があって，この地域では髄膜炎菌による髄膜炎が起きやすいです．また，サウジアラビアのメッカに巡礼に行くイスラム教徒たちも髄膜炎になりやすいです．髄膜炎菌にはワクチンがありますので，こういう場所に行く場合はワクチン接種がおすすめです．

次に，淋菌（*Neisseria gonorrhoeae*）．これは淋病という性感染症の原因になります．典型的には生殖器から膿が出てくる病気です．また，菌血症を起こして関節やアキレス腱などに病気を起こすこともあります．淋菌も最近耐性菌が増えていますから，要注意です．

最後に，モラキセラ（*Moraxella catarrhalis*）．これは市中肺炎の原因菌です．

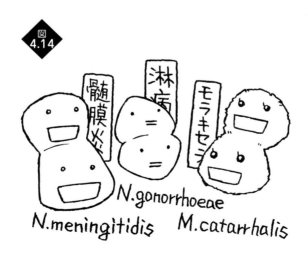
図4.14

4.3.8 その他のグラム陰性菌

　アシネトバクター（*Acinetobacter*）は海外で多剤耐性菌が増えていて問題になっています．日本で見つかるアシネトバクターは耐性菌でないことが多いですが，今後は要注意です．ペスト菌（*Yersinia pestis*）や*Francisella tularensis*（野兎病の原因）などは，炭疽菌同様，バイオテロに使うことが懸念されているグラム陰性菌です（**図4.15**）．ペストも野兎病も動物や節足動物を介した自然発生がときどき起きています．ブルセラ症（*Brucella*）は海外の動物やそのミルク（あるいは加工されたチーズなど）との接触で感染を起こします．ネットで調べると関係ないサイトばかりでウンザリする病気ですが，長い熱，関節炎，精巣上体炎（男性の精巣の上にある器官の炎症）など，多彩な症状を起こし，長い長い熱の原因になります．テトラサイクリンやアミノグリコシド系などで治療が可能です．

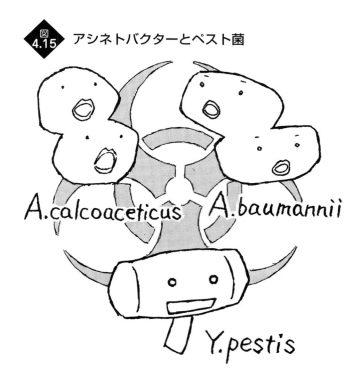

図4.15 アシネトバクターとペスト菌

4.4 嫌気性菌

　嫌気性菌は口の中，消化管の中，女性の生殖器（膣）で見つかることが多いです．臨床的には「偏性嫌気性菌」，つまり空気があると死んでしまうものを一般に「嫌気性菌」と呼び，空気があってもなくても大丈夫な「通性嫌気性菌」（大腸菌とか）は，「好気性菌」とされることが多いです．ややこしい，ややこしい．

　一般に横隔膜から上の嫌気性菌はグラム陽性菌が，横隔膜から下の嫌気性菌はグラム陰性菌が多いといいますが，まあこれも例外があり，*Prevotella*とかは口からよく見つかるグラム陰性菌です．ただ，嫌気性菌の治療はグラム陽性でもグラム陰性でも大きくは変わらないので，臨床的にはあまり神経質になる必要はありません．

　嫌気性菌で特に重要なのが，グラム陰性菌の*Bacteroides fragilis*です（**図4.16**）．βラクタマーゼ産生菌が多く，ペニシリンでは殺せないことが多いです．アンピシリン・スルバクタムのようなβラクタマーゼ阻害薬配合剤，メトロニダゾール，セフメタゾール（セファマイシン）などで治療します．嫌気性菌が単一菌として感染症を起こすことは珍しく，通常は複数の嫌気性菌が，あるいは腸内細菌と嫌気性菌との混合感染です．嫌気性菌は，口腔内感染症，そこから肺に入って「誤嚥性肺炎」，腹部の感染症（胆管炎や腹膜炎など），女性の「骨盤内炎症症候群（PID）」などの原因になります．

　その他，嫌気性菌には破傷風菌やボツリヌス菌のような，毒を使って起こす神経の病気，*Clostridium difficile*による偽膜性腸炎などがあります．*Clostridium*

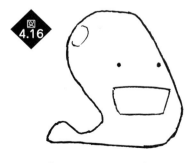

図4.16　B. fragilis

perfringens は「ガス壊疽」と呼ばれる重症感染症の原因になります．地震のあと，手足に怪我をして，土の中にいる嫌気性菌が入り込むと，こういう「ガス壊疽」が起きたりします．

4.5 グラム染色で分けられない細菌

4.5.1 クラミジア, クラミドフィラ, マイコプラズマ, ウレアプラズマ

　これらはグラム染色で見ることができない菌です（**図4.17**）．人の細胞内に寄生している菌で，そういうところはウイルスっぽい性質ですが，抗菌薬が効くのは細菌としての特徴です．クラミジアなどはウイルス以上，細菌未満というイメージなのです（が，分類上は細菌に属します）．細胞壁を持たないので，多くの細菌に効く，そして細胞壁に作用するβラクタム薬やバンコマイシンなどは効きません．**マクロライドやニューキノロン，あるいはテトラサイクリン系などが必要**になります．

　クラミドフィラ（*Chlamydophila*）やマイコプラズマ（*Mycoplasma pneumoniae*）は肺炎の原因として有名です．*C. psittaci*は鳥から感染する「オウム病」の原因で

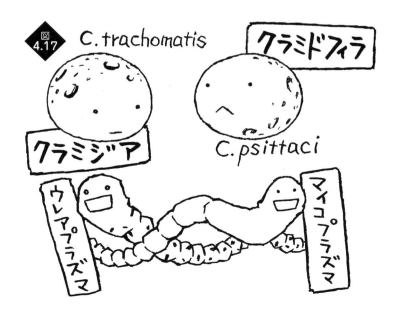

す．オウム病といっても瘴気を出したりするわけではありません（分からないか）．クラミジア（*C. trachomatis*），ウレアプラズマ，一部のマイコプラズマは尿路感染症，性感染症を起こします．上と下に分かれるわけですね．*C. trachomatis* は途上国では眼に感染し，失明の原因としても有名です．

レジオネラ（*Legionella*）はグラム陰性菌ですが，グラム染色では見えにくいこと，細胞内寄生性であること，βラクタム薬が効かないこと，肺炎の原因となることからクラミドフィラやマイコプラズマと同列に語ることが多いです．治療薬も同様に，マクロライドやニューキノロンを使うことが多いです．

4.5.2 リケッチアとその類縁

リケッチア（*Rickettsia*）もグラム陰性菌ですが，実際には臨床現場で顕微鏡で見ることはできません（図4.18）．動物由来の発熱の原因として有名です．日本では日本紅斑熱（*R. japonica* 感染）が有名です．また，これの類縁菌である *Orientia tsutsugamushi* は，ツツガムシ病の原因です．ツツガムシという節足動物に噛まれて起きる感染症で，リケッチアと同様に扱います．海外では，ロッキー山脈紅斑熱（*R. rickettsii* 感染症），地中海紅斑熱（*R. conorii*），発疹チフス（*R. prowazekii*），発疹熱（*R. typhi*）などが有名です．*R. typhi* は「チフス」の原因で，それに似たサルモネラによる熱を「腸チフス」（*S. typhi*, *S. paratyphi* 感染）というのです．英語だとtyphoid fever，つまり「チフスっぽい熱」という意味で，こっちのほうが理解しやすいですね．これらはグラム染色や培養検査という典型的な細菌感染症の検査が役に立

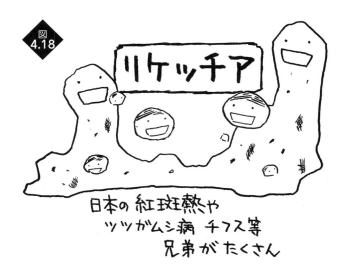

図4.18 リケッチア
日本の紅斑熱や ツツガムシ病 チフス等 兄弟がたくさん

たず，特異的な血清学的な診断が必要です．つまり，ピンポイントでこの病気を疑わなければ，診断できません．

リケッチア感染症（ツツガムシ含む）はドキシサイクリンなど，テトラサイクリン系の抗菌薬が第一選択肢です．

4.5.3 スピロヘータとその類縁

梅毒は性感染症の大御所です．*Treponema pallidum*というスピロヘータが起こす病気です（**図4.19**）．生殖器に病気を起こす一期梅毒，皮疹と発熱が特徴の二期梅毒，血管などを侵す三期梅毒，それから中枢神経に行く神経梅毒がありますが，無症状なままの感染もあります（潜伏梅毒）．梅毒は，昔からあらゆる臓器にあらゆる症状を起こす「多彩さ」で知られており，「梅毒を制するもの，内科を制す」といわれてきました．今ならHIV感染症が，それに代わる存在ですね（こっちも性感染症だし）．血液検査で診断することが多く，**治療は100％感受性のあるペニシリンで行います．**

レプトスピラ（*Leptospira*）はねずみのおしっこから感染するので，途上国では雨期に雨水が増えて下水や何かの汚染があったときに流行します．いろんな症状を起こしますが，特に結膜炎，肝炎，腎不全を合併したものをワイル病といいます．髄膜炎みたいな中枢神経症状を起こすことも多いです．沖縄でよく見ます．

ボレリア（*Borrelia*）感染症は，ダニに噛まれて起きるライム病や，シラミを介した回帰熱など，ややこしい熱の病気を起こします．最近では*B. miyamotoi*という新しいボレリアもダニを介して熱を出すことが分かってきました．診断は難しいですが，いろいろな抗菌薬が効くので，分かってしまえば治療は比較的簡単です．

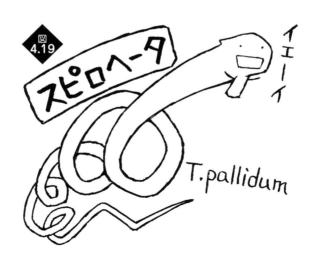

4.5.4 結核菌と抗酸菌

　抗酸菌は細胞膜にたくさんの脂質と脂肪酸があり，そのためグラム染色で染まりません．チール・ニールセン染色，あるいはオーラミン染色といった特殊な染色法で見つけます．一般に増殖がゆっくりで分裂がゆっくりで，なかなか培養で生えないのが特徴です（例外あり）．

　その中でも特に問題なのが結核菌（*Mycobacterium tuberculosis*）感染症です（**図4.20**）．世界人口の3分の1は結核菌に感染しているといわれ，そのうち1割程度は結核という病気を発症します．結核はほとんどどこの臓器にも起き，脳，骨，腹，腎臓，副腎などいろいろな結核のパターンがあります（梅毒同様，臨床像が多彩なのです）．が，特に多いのは肺結核で，これは空気感染といって遠くにまで感染を広げてしまうのでとてもやっかいです．分裂の遅い結核菌は，長いゆっくりした熱とか咳の症状を起こします．上記の特殊染色や培養などで診断し，**複数の抗結核薬で長い間（たいていは半年以上）治療します**．

　その他，MAC（*M. avium-intracellulare*）とか，*M. kansasii* とか，*M. ulcerans* とか，たくさんの抗酸菌があり，「非結核性抗酸菌」と総称されています．中でも *Mycobacterium leprae* はハンセン病の原因として有名で，顔に病気を起こすこの菌はたくさんの差別や不要な隔離を生んできました（映画「砂の器」を観ましょう）．非結核性抗酸菌は，「ただそこにいるだけ」のことも多く，人間から見つかっても必ずしも治療は必要ないこともあります．そのへんの判断は専門家にまかせたほうがよいですが．

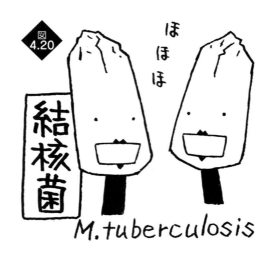

図4.20

4.5.5 ノカルジアなど，その他の細菌

　他にも，「高い」細菌には，結核のようにゆっくり型の感染症を起こすノカルジア，アクチノミセスなどいろいろあります（**図4.21**）．ノカルジアは肺に空洞を作って結核そっくりな症状を起こしますが，脳膿瘍を合併しやすいのが特徴です．長いことST合剤などで治療します．アクチノミセスは肺とか首とか生殖器とか，いろいろなところに腫瘤を作ります．これがよくがんと間違えられ，がんセンターで治療していたら実は感染症だった，なんてことがあります．治療はこれも長期間，ペニシリンなどで治療します．

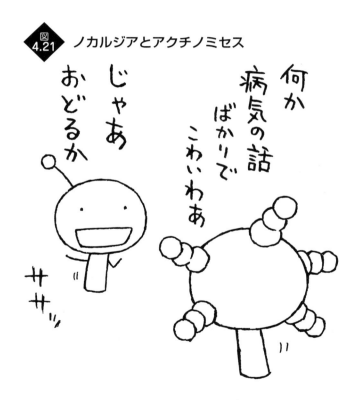

図4.21 ノカルジアとアクチノミセス

4.5　グラム染色で分けられない細菌　　173

4.6 ウイルス

　ウイルス感染症は，これまで診断法や治療法が十分でなかったため，「ウイルス」とひとくくりにまとめられていたところがありました．しかし，近年は検査法も進歩し，抗ウイルス薬も増えてきたこともあり，臨床感染症目線でウイルスは注目されています．

4.6.1 HIV感染，エイズ

　現在，世界最大のウイルス感染症といえば，RNAウイルスのヒト免疫不全ウイルスHIV（human immunodeficiency virus）感染症である後天性免疫不全症候群，すなわちエイズ（AIDS, acquired immune deficiency syndrome）でしょう．

　本疾患が見つかったのが1981年．同性愛者や麻薬常用者の病気と考えられていたこの疾患は，血液や性交渉時の体液から感染するウイルス感染だと数年のうちに判明しました．人の免疫細胞白血球のうち，CD4陽性のヘルパーT細胞に感染し，この数を減らしてしまいます．そのため，感染症などいろいろな病気にかかりやすくなり，最終的には死亡する「死に至る」病いでした．

　ところが，1990年代後半に複数の抗ウイルス薬を併用するHAART（現在では，ARTと呼びます）が開発され，本疾患は**一気に予後が改善，薬を飲み続ければ，一生をまっとうできるのでは，と考えられる慢性疾患**に転じました．

　世界ではまだ何千万人も感染者のいるHIVですが，近年は積極的な予防策もあって患者は減少傾向．一方，日本では毎年1000人近くの新規感染者が見つかり，男性同性愛者を中心にその数は増える一方です．

　HIV感染の場合，CD4陽性ヘルパーT細胞（CD4細胞とも呼びます）が減少し，血中のHIVが増えるのが問題です．逆に，CD4を増やしてHIVを減らすのが治療の目的になります．これが上手くいかないと，ニューモシスチス肺炎やサイトメガロウイルス網膜炎といった日和見感染，カポジ肉腫や子宮頸癌（それぞれHHV8とヒトパピローマウイルスの感染症が起こす悪性疾患，いわゆる「がん」です）など，あるいは認知症や体重減少といったその他の病気にかかって最終的には死に至ってしまいます．また，同様に性行為や麻薬注射で感染するB型肝炎，C型肝炎，梅毒などの合併が多いのも問題です．

　HIVには有効なワクチンは存在しませんが，薬物注射針の回し打ちを止めたり，

174　第4章　微生物からアプローチする感染症

コンドームを適切に使うことで予防は可能です．日本でも有効な啓発活動により，患者の減少を目指したいところです．

4.6.2 ヘルペスウイルス

ヘルペスウイルスはDNAウイルスですが，人に病気を起こすものは8種類あります（**表4.2**）（**図4.22**）．それぞれ異なる病気を起こしますが，ヘルペス共通の特徴もあります．

表4.2 ヘルペスウイルスの分類

一般名	略名
単純ヘルペスウイルス1型	HSV1
単純ヘルペスウイルス2型	HSV2
水痘帯状疱疹ウイルス	VZV
Epstein-Barrウイルス	EBV
サイトメガロウイルス	CMV
ヒトヘルペスウイルス6型	HHV6
ヒトヘルペスウイルス7型	HHV7
ヒトヘルペスウイルス8型	HHV8

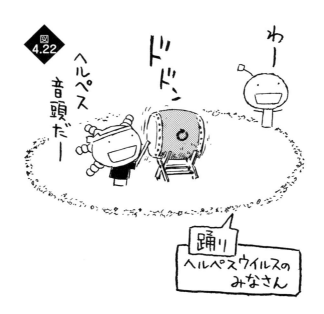

図4.22

4.6 ウイルス

特徴1　初感染と再活性がある

　ヘルペスウイルスは，ヒトに感染を起こしたときに，まず初感染の症状を出します．HSV1なら口内炎，HSV2だと陰部潰瘍，VZVは全身の皮疹（水ぼうそう，水痘），EBVやCMVは喉が痛くなる伝染性単核球症，HHV6やHHV7は突発性発疹（熱が出て，解熱して皮疹が出る病気），HHV8だけは初感染のときにこれといった症状がありません．

　で，ずっと身体の中にいたヘルペスウイルスは，ヒトの免疫が弱ったりすると，「再活性」を起こします．そのときは病気が異なることもあります．HSV1やHSV2は同じく口や陰部に潰瘍を作ります（が，症状は初感染より弱めです）．VZVは皮膚に帯状疱疹，EBVは上咽頭癌，リンパ増殖性疾患やリンパ腫などさまざまな病気，CMVは網膜炎，肺炎，腸炎，脳炎などいろいろな感染症，HHV6やHHV7は髄膜炎など，HHV8はカポジ肉腫という悪性疾患やキャッスルマン病というリンパ節の病気を起こします．

特徴2　ヘルペスは一度感染したら一生もの

　ヘルペスウイルスは，一度感染したら体から二度と出て行きません．"once herpes, always herpes."と呼ばれる所以です．ずっと体の神経節などでじっとしていて，再活性の機会を探しているのです．

　多くのヘルペスウイルスには特異的な抗ウイルス薬がありますが（前述），EBV，HHV6，HHV7，HHV8にはこれといった治療法が確立していません．HHV6，HHV7にはガンシクロビル，ホスカルネット，cidofovirといったCMVに使う治療法が，免疫抑制者の重症感染に試みられることがあります．HHV8によるカポジ肉腫には抗がん剤が使われることがあります．また，EBVによるがんやリンパ腫も，基本的には原疾患の治療を行います．

　また，HHV6は薬剤性過敏症症候群（DIHS, drug induced hypersensitivity syndrome, ディースと呼びます）という重症皮疹と関連があるともいわれています．あと，VZVに対しては効果的なワクチンがあり，小児の水痘，大人の帯状疱疹それぞれにワクチンが開発されています．

4.6.3 肝炎ウイルス

　肝炎ウイルスには5種類あって，それぞれA型肝炎ウイルス（HAV），B型肝炎ウイルス（HBV），C型肝炎ウイルス（HCV），D型肝炎ウイルス（HDV），そしてE型肝炎ウイルス（HEV）と呼ばれています（**図4.23**）．他にも，ヘルペスとか肝炎を起こすウイルスはありますが，肝炎に特化したウイルスは上の5つです．

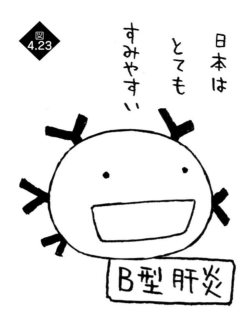

図4.23 日本はとてもすみやすい B型肝炎

で，A型とE型，そしてB型，C型は仲間です．A型とE型は経口（食べ物や水など）が主な感染経路です．B型とC型は血液や性行為，あるいは母子感染（垂直感染ともいいます）によって感染します．D型は不完全ウイルスで，B型肝炎ウイルスと一緒に感染しているときに劇症肝炎という重症型の肝炎を起こすことがあります．

肝炎には急性肝炎と慢性肝炎があります．

A型からE型まですべて急性肝炎を起こすことが可能です．お腹が痛くなり，熱が出て，肝機能が低下して黄疸が出て，ひどいときには脳の症状まで出てきます．

慢性肝炎は，B型肝炎とC型肝炎が起こします．最近は，E型肝炎も慢性化することが分かってきました．E型肝炎は妊婦だと重症化しやすいなど，ヘンテコな特徴があります．また，B型とC型は慢性肝炎だけでなく，肝硬変，肝細胞癌の原因にもなります．感染症ががんの原因になるというのは，HHV8のカポジ肉腫とか，EBVの上咽頭癌，リンパ腫とか，パピローマウイルスの子宮頸癌とかありましたが，HBV，HCVもそうなんです．

ワクチンは，A型とB型に効果的なものがあります．よく，パピローマウイルスワクチンが「史上初のがんに効くワクチン」とかいわれていますが，HBVワクチンが最初です．忘れちゃいけないぜ．残念ながら，その他の肝炎ウイルスについては効果的なワクチンがありません．日本ではA型もB型もワクチンはありますが，定期接種化されていません．なんでやねん，とぼくは思っています．

4.6 ウイルス | 177

治療は，急性肝炎についてはどれも「対症療法」，これといった治療法はありません．慢性肝炎については，B型についてもC型についてもいろいろな治療法が開発されています（前述）．慢性E型肝炎については，最近，リバビリンという抗ウイルス薬が効果的なのではないか，といわれて注目されています（N. Engl. J Med. 2014; 370 (12):1111-1120. より）．

4.6.4 下痢原性ウイルス

下痢の原因になるウイルスもたくさんあります．代表的なのが，子どもの下痢の原因ロタウイルスと，だれにでも下痢を起こす世界最大の下痢の原因（大げさではなく）ノロウイルスです（図4.24）．

ロタウイルスは冬場に流行しやすい，小さい子どもの嘔吐・下痢の原因で，かなり重症化することもあります．便が白っぽくなるのも特徴です．現在は，迅速診断キットができており，診断が比較的容易になりました．治療はこれといったものはなく，脱水予防などの対症療法だけですが，経口ワクチンがあり，これで予防することが可能です．日本では定期接種に入っていないのでけっこうお高いのが残念ですが．

ノロウイルスは食べ物（特にカキ）や水，それからヒトを介して感染するウイルスです．環境に強く，少量で感染が成立し，免疫ができにくく（何度でも感染し），ワクチンがなく，治療法がなく，しかも**アルコールに抵抗性があって手指消毒が無効**というなんともやっかいなウイルスです．脱水をしっかり予防しておけばこの感染症で死に至ることはあまりありませんが，それでも大量の患者が発生すれば，小さい死亡率も，多くの死者の原因となってしまいます．いやほんと，こまったウイルスです．

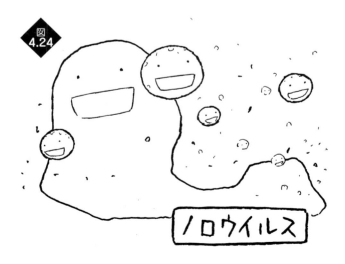

他にもサポウイルス，アストロウイルス，アデノウイルス，パレコウイルス，アイチウイルスなどが下痢の原因となります．あと，A型肝炎ウイルスやE型肝炎ウイルスも下痢を起こすことがあります．

4.6.5 フラビウイルス

フラビウイルスはRNAウイルスですが，いろいろな病気の原因となります（図4.25）．「肝炎ウイルス」で紹介したC型肝炎ウイルスもフラビウイルスの一種です．「臨床視点」から分類したのが肝炎ウイルス，「ウイルスの形」から分類したのがフラビウイルスです．

フラビウイルスには，日本脳炎ウイルス，西ナイルウイルス，黄熱ウイルス，デングウイルス（デング熱の原因）などがあります．フラビとは「黄色い」という意味で，黄熱からこの名前がとられました．日本脳炎，西ナイルウイルス感染，黄熱，デング熱はいずれも蚊に刺されて感染するものです．日本脳炎と西ナイルは中枢神経感染症，黄熱はその名の通り黄疸を伴う重症感染症，デング熱は貧血や関節痛が特徴の熱性疾患です．C型肝炎は前述のように血液や性行為，母子感染をします．で，黄熱ウイルスと日本脳炎ウイルスにはワクチンがあり，西ナイルウイルスとC型肝炎ウイルス，デングウイルスにはありません．不思議ですね．

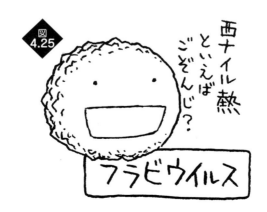

4.6.6 インフルエンザウイルス，その他の呼吸器系ウイルス

　インフルエンザウイルスはもちろん，インフルエンザの原因です．RNAウイルスで，A型とB型があります．A型には多様な抗原のバリエーションがあり，遺伝子の変化などでときどき世界的な大流行（パンデミック）を起こすのが特徴です．また，動物（鳥など）にも感染する人獣共通感染症のため，動物のウイルスと遺伝子の交換（リアソートメント）を行い，新しいタイプのインフルエンザ（新型）を作ってしまうのも問題です．B型にはこのようなバリエーションはありませんが，一定の割合でヒトに感染を起こし続けています．インフルエンザには診断キットもあり，治療薬（前述）もあり，またワクチンも存在します．しかし，診断キットの正確さはイマイチで，ワクチンの効果もイマイチで，治療薬の効果もイマイチで，どれもぱっとしません．というわけで，なんだかんだいいながら，毎年冬になるとインフルエンザは流行します．

　他にも，RSウイルス，パラインフルエンザウイルス，ヒトメタニューモウイルス，ボカウイルスなどいろいろなウイルスが呼吸器感染症を起こしますが，診断も治療もインフルエンザほどハッテンしておらず，このへんは（インフルエンザ以上に）混沌としています（**図4.26**）．

4.6.7 麻疹，風疹，ムンプス

　麻疹，風疹，ムンプス（おたふく）はいずれも小児にかかりやすい（しかし大人もかかる）全身ウイルス性感染症です（**図4.27**）．どれも生ワクチンがあり，理論的にはきっちり予防することが可能ですが，日本では予防接種の普及がまだ不十分で，いまだにどれもときどき流行しています．麻疹は空気感染といって遠くまで感染力があるので流行しやすいのが問題です．風疹は妊婦が罹患すると胎児奇形（先天性風疹症候群，CRS）の原因になるため，これも必死に予防しなくてはいけません．ムンプスも男性の不妊（精巣炎）や急性膵炎，髄膜炎などの重症化が懸念されます．早く，こういう病気は診なくて済むようになりたいですね．

図 4.26 元UFO研武藤葵によるウイルスの正体

ウイルスって、寄生と違って宿主の破壊を目的としている節がある
↓
未だに生物なのか何なのか、学術的な断定がなされていない
↓
変異の速度がちょっとハンパではない
↓
何よそれこの星の者なんじゃないんじゃないの
↓
例えばさ隕石とかに乗ってこの星を侵略しにうわわ

ウイルスは宇宙人

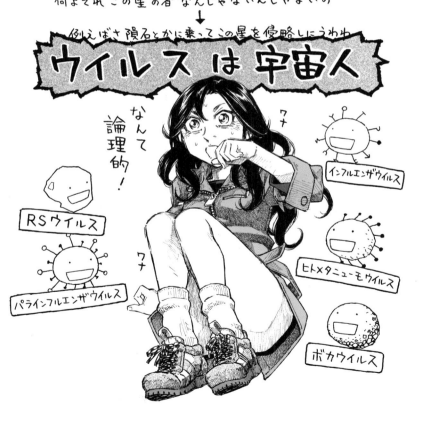

なんて論理的！

ワ

インフルエンザウイルス

RSウイルス

パラインフルエンザウイルス

ワ

ヒトメタニューモウイルス

ボカウイルス

4.6 ウイルス | 181

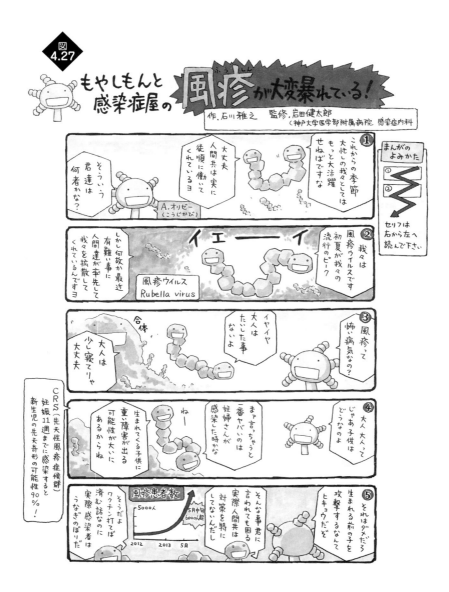

182 | 第4章 微生物からアプローチする感染症

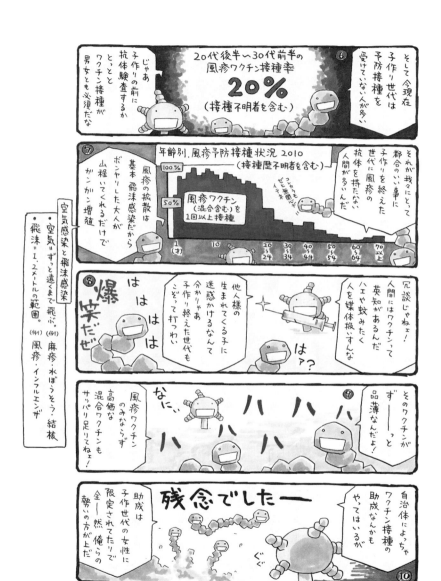

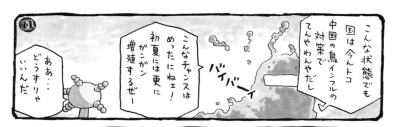

風疹対策どうすればいいの？

風疹に治療薬なし！「接種を検討」ではなく即ワクチン！

- 妊娠する前に夫婦共に予防接種を。
- ワクチンが効果を発揮するのは接種数週後 妊娠してから接種では遅い（父親）
- 妊娠中の母体へのワクチン接種はダメ！
- 子作り世代じゃない人もワクチン接種を。 他人事と思わず、自身が媒体になる事を防ゴウ

とはいえワクチンが足りないのよネ

[提言] 社会全体で妊婦と生まれ来る命を守ろう
- 定期接種の年齢区分をなくして、みんな接種＆無料化を。
- 風疹、MRワクチンの十分な量の生産、提供を！
- 他ワクチンとの同時接種を推奨すべき。

［2013年5月15日公開　http://p.twipple.jp/8uz1D］

4.6.8 ウイルス性出血熱

ウイルス感染により，高熱と出血をし，死亡率が高い恐ろしい感染症があり，これを総称して「ウイルス性出血熱」と呼ばれています（**図4.28**）．日本にはありませんが，海外からの輸入例の可能性があり，懸念されています．例えば，エボラ出血熱，ラッサ熱，マールブルグ病，クリミア・コンゴ熱，南米出血熱が有名ですが，その他にもいろいろあります．致死率が高く，ヒトヒト感染もありえるため，日本では感染症法で「一類感染症」と規定されており，特別な対応が必要です．例えば，2014年3月から西アフリカの諸国でエボラ出血熱が流行しています（原稿執筆時点）．グローバル化が進み，このような遠い外国の出来事も日本とはまったく無縁というわけにはいかなくなってきました．日本にもしエボラ出血熱の患者がやってきても対応できるよう，関係者は（ぼくも含め）鋭意準備をしているところです．

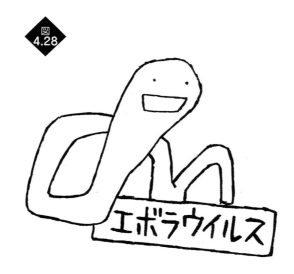

図4.28 エボラウイルス

4.6.9 その他のウイルス

デング熱（デングウイルス感染）はヤブ蚊に刺されて感染するウイルス感染症です．熱帯に多いですが，日本でも毎年海外旅行者が帰国して発症する「輸入例」が報告されてきました．2014年に海外旅行歴がない国内発症のデング熱が東京を中心に流行しています（原稿執筆時点）．グローバル化に伴い，このような「海外の感染症」が日本で見られる事例は今後も増すことと思います．

デング熱によく似た発熱と体の痛みを訴えるチクングニア，オニョンニョン熱，ジカ熱なども最近報告されています．天然痘に似た皮疹を作るサル痘（monkeypox），白血病や神経疾患の原因になるヒトT細胞白血病ウイルス（HTLV-1），小児まひの原因であるポリオなど，まだまだたくさんのウイルス感染症が存在します．

4.6.10 プリオン

　感染能力のある遺伝子のないタンパク質，プリオン（図4.29）は致死的な脳の病気，クロイツフェルト・ヤコブ病（CJD）の原因と考えられています．このプリオンを含む髄膜や角膜を移植して感染する「医原性（医療が原因で病気になること）」のCJDや，BSEと呼ばる疾患を持つ牛の脳や脊髄などを食べて感染する変異型（variant CJD）などがあります．発症すると有効な治療法はないため，適切な臓器移植や，BSEの予防，サーベイランスなどで対応しており，現在患者数は減ってきています．

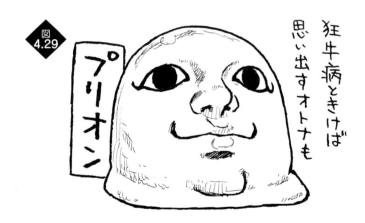

図4.29 プリオン　狂牛病ときけば思い出すオトナも

4.7 真菌

ヒトに病気を起こす真菌はたくさんありますが，特に重要なものをここに紹介します．

4.7.1 カンジダ

酵母用真菌で，ヒトに病気を起こすものの代表例がカンジダです（図4.30）．*Candida albicans* など複数のカンジダがヒトに病気を起こします．

軽少なものはカンジダ口内炎（鵞口瘡）や，カンジダ膣症（抗菌薬を飲んで膣内常在菌が死んだためにカンジダが膣に増えること）があります．おむつかぶれもカンジダが原因です．

エイズなど免疫抑制があったり，入院患者で血管内にカテーテルが入っていたりすると，そこからカンジダ菌血症を起こし，あちこちの臓器（特に眼や心臓）にカンジダ感染症が起きます．これは致死率も高い，恐ろしい病気です．

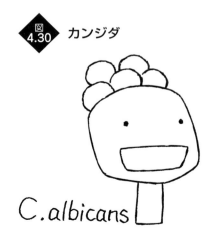

図4.30 カンジダ

4.7.2 アスペルギルス

糸状菌の代表的な存在です（図4.31）．アスペルギルスは肺に入って，喘息のようなアレルギー反応を起こすもの（アレルギー性気管支肺アスペルギルス症，ABPA），肺結核の後の肺の空洞などに巣食って，出血の原因となるもの（アスペルギローマ），化学療法の後など免疫抑制者の重症感染（侵襲性アスペルギルス症，IA），その他（慢性壊死性アスペルギルス症，CNA）などがあります．ABPAはアスペルギルスに対するアレルギー反応で，真の感染症とは呼びにくく，治療もステロイドなどが中心になります．アスペルギローマは，症状がなければ放っておいてよく，出血する場合は手術やカテーテルで止血します．IAは真の感染症で，ボリコナゾールなど，抗真菌薬で治療しますが，なかなか難治性です．CNAはアスペルギルスの慢性感染で，どのように治療するのがよいのか，まだ定見がありません．免疫抑制者のアスペルギルスは本当に怖いです．

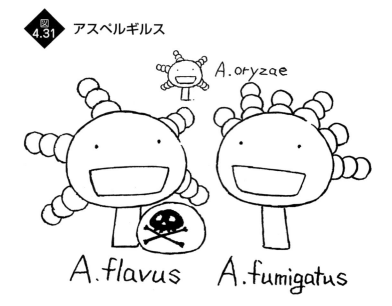

図4.31 アスペルギルス

4.7.3 クリプトコッカスと二相性真菌

　クリプトコッカス（*Cryptococcus*）は免疫抑制者の髄膜炎の原因として有名です（図4.32）．ステロイド服用者やエイズの患者に起きるのが典型的です．普通の髄膜炎ほどはっきりとした症状が出ないので，診断が難しいこともあります．「墨汁染色」という，本当に墨汁とかインクで染色すると，周りの莢膜が抜けて，「あ，クリプトコッカスだ！」と分かります．治療はアムホテリシンBとフルシトシンという抗真菌薬の併用療法です．抗真菌薬の併用ってあまり上手くいかないことが多いのですが，これは例外です．その後，フルコナゾールという薬にスイッチして治療します．

　クリプトコッカスは全身に感染症を起こし，皮膚や肺とかにも病気を起こすことがあります．似たような感じの真菌に「二相性真菌」というのがあります．これは，温度によって酵母菌になったり糸状菌になったりするへんてこな真菌で，室温では糸状菌，人間の体内（高い温度）では酵母菌として振る舞います．免疫抑制がなければ軽症感染症で終わることも多いですが，エイズなど免疫抑制があると恐ろしい重症感染症になります．なぜか二相性真菌は地域性があり，例えばヒストプラズマ（*Histoplasma*），コクシジオイデス（*Coccidioides*），ブラストマイセス（*Blastomyces*）はそれぞれアメリカの南西部，西部，北東部（五大湖の周り）で土着することが知られています（ヒストプラズマは世界の他のあちこちでも見つかりますが）．パラコクシジオイデス（*Paracoccidioides*）は南米に，ペニシリウム（*Penicillium marneffei*，フレミングがペニシリンを見つけたペニシリウムとは別物です）はタイなど東南アジアに多いです．

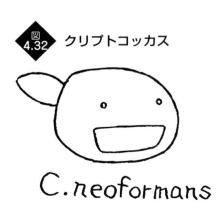

図4.32 クリプトコッカス

4.7.4 ニューモシスチス

ニューモシスチスはもともと原虫と考えられていましたが，後に真菌と再分類されました（図4.33）．*Pneumocystis carinii* という菌でカリニ肺炎の原因として知られていましたが，*P. jirovecii* と改名されたので，カリニ肺炎が使えなくなって，ニューモシスチス肺炎となりました．

エイズ患者やその他免疫抑制者の肺炎の原因として有名です．昔はこれで命を落とす患者が多かったですが，**ST合剤が有効**だと分かり，**これを予防や治療に用いることで死亡率が激減**しました．

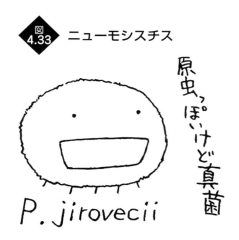

図4.33 ニューモシスチス

4.7.5 その他の真菌

ムコールなどの接合菌，トリコスポロン，スケドスポリウムなど，ヒトに感染症を起こす真菌はまだまだたくさんいます．免疫抑制剤や移植医療の進歩が皮肉にもこうした感染症をどんどん増やしています．ホント，大変です．

4.8 原虫

真核生物である原虫感染症もたくさんありますが，まず抑えておきたいのがマラリアと赤痢アメーバです．

4.8.1 マラリア

マラリアは世界三大感染症，エイズ，結核に次ぐ存在として有名です．ハマダラカといわれる蚊を媒介して感染し，今でも毎年何十万人の命を地球上で奪っています．日本にはマラリア原虫はいませんが，東南アジア，南アジア，アフリカ，南米などに特に多く，旅行者が蚊に刺されて日本で発症する輸入例が毎年報告されています．とはいえ，蚊の対策や早期診断治療が奏功して，近年ではマラリアの被害は減少傾向です．マラリア原虫にもいろいろいますが，特に恐ろしいのは，熱帯熱マラリア（*Plasmodium falciparum*）です（図4.34）．

マラリアは，熱，貧血，黄疸などが起き，重症例では心不全や脳症（脳マラリア）を起こして死に至らしめる，恐ろしい病気です．熱は48時間，あるいは72時間周期で熱を起こすのが有名ですが，毎日熱が持続することも多く，あまり当てにはなりません．診断は血液を顕微鏡で見てマラリア原虫を見つけるか，抗原検査で診断します．治療はアーテミシニン，キニーネなどいろいろな方法がありますが，薬剤耐性マラリアもあちこちで見つかっており，専門家による治療が望ましいです．マラリアには有効なワクチンがまだありませんが，予防薬を飲んだりすることで予防は可能です．アフリカや南米，流行地に行く人は，いまは旅行医学（後述）もありますから，

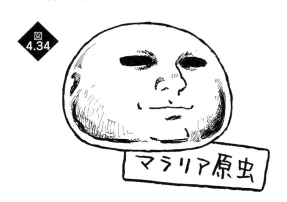

図4.34 マラリア原虫

ぜひご相談ください．

4.8.2 赤痢アメーバ

赤痢アメーバは「お腹に感染症を起こす原虫」の代表例です（**図4.35**）．こちらも外国での輸入例が多いですが，国内発生もあります．食べ物や水で感染することが多いですが，アナルセックスなどによる性感染症も起きています．

アメーバが腸炎を起こすと，ゼリー状の粘血便，しぶり腹と呼ばれる腹痛，熱などが特徴になります．顕微鏡で便を見て，それで診断します．あと，肝臓などに膿瘍を作り，熱の原因になることもあります．治療はメトロニダゾールなどを用います．きちんと診断できれば治療はそんなに難しくありません．

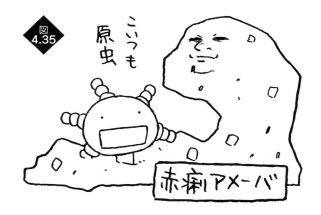

4.8.3 その他の原虫

エイズの日和見感染の原因として知られるトキソプラズマ，角膜炎の原因となる自由生活性アメーバ（アカントアメーバ），慢性下痢の原因となるジアルジア，HIV患者の重症下痢の原因であるクリプトスポリジウム，サイクロスポラ，イソスポラ，皮膚，粘膜，全身に特徴的な感染症を起こすリーシュマニア，眠り病や心不全の原因となるトリパノソーマ，性感染症の1つトリコモナスなどがあります．

4.9 蠕虫

蠕虫は，原虫と違って多細胞生物です（**図4.36**）．これは，線虫（うどんみたい），条虫（きしめんみたい），吸虫（吸盤みたい）に分けるのでした．

4.9.1 線虫の仲間

線虫は，大きいものと小さいものに分けます．

大きいのは，回虫．肉眼で容易に見ることができます．人の回虫はうどんみたいな感じで（ほんとに），腸管や胆管に入り込み，お腹の症状を起こします．イヌ回虫など，他の動物の回虫が人間に紛れ込むと，肺とか皮膚とかに迷走してしまうこともあります．あと，アニサキスというイカとかサバとかアジに寄生して，これを食べると激烈な腹痛を起こす蠕虫もこの仲間です．内視鏡で取り除くことで，治すことが可能です．

蟯虫は肛門周囲にとりついて，「お尻が痒い」の原因になります．こちらはとても小さいです．

HIVやHTLV-1感染のある患者，ステロイド服用者のように免疫抑制がある患者で問題になるのが糞線虫です．自家感染といって人の中で長い間感染を成立させ，生殖も起こします．播種性糞線虫症といって，腸内のグラム陰性菌などを引き連れて肺炎や髄膜炎を起こす，とても怖い寄生虫です．

あと，バンクロフト糸状虫といって，「フィラリア症」の原因になる線虫もいま

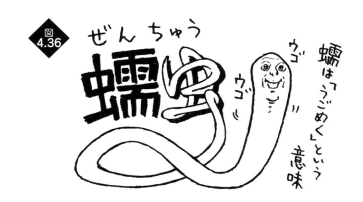

図4.36 ぜんちゅう 蠕虫

蠕は「うごめく」という意味

す．これは，脚のリンパ管を詰まらせて，非常に大きな腫れ上がった脚にしてしまいます（象皮症）.

4.9.2 条虫の仲間

　これは，外来でもっとも相談の多い寄生虫症です．「お尻から虫が出てきた」という相談をうけたら，まずこれだと思った方がよいです．きしめんのような平べったい紐状をしています．真田幸村たち真田家の紐がこんな平べったかったので，「サナダムシ」と呼ばれているのです．

　条虫には広節裂頭条虫，有鉤条虫，無鉤条虫などたくさんありますが，日本で見つかるのは日本海裂頭条虫が多いです．たまに大複殖門条虫．お尻から虫が出て気持ち悪いだけで，基本的に体には害をなしません．まあ，気持ち悪いのでプラジカンテルなどの薬で駆虫しますが．

4.9.3 吸虫の仲間

　吸虫には肝吸虫，肺吸虫，肝蛭，住血吸虫などがいます．日本では珍しくなりましたが，ときどき見つかります．それぞれの臓器で病気を起こしますが，がんや結核と間違えられることもあるので注意が必要です．

4.10 その他の微生物

4.10.1 疥癬

　ヒゼンダニの感染症で，とても痒いのが特徴です（**図4.37**）．免疫抑制者がかかると大量のダニがとりついて脚が腫れ上がり，皮膚がボロボロになってとても感染しやすくなります．とてもとても痒いのがつらい病気です．昔はノルウェー疥癬といわれていましたが，ノルウェー人に気の毒なので，最近はそうは呼びません．イベルメクチンなどで治療します．

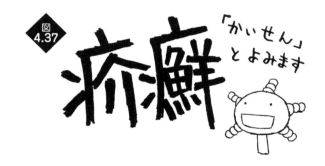

図4.37 疥癬（「かいせん」とよみます）

| column | 微生物の名前はなんでこんなにコロコロ変わるのか |

　かつて，エイズ患者に起きる日和見感染に「カリニ肺炎」というものがありました．*Pneumocystis carinii* という真菌が起こす肺炎だから，「カリニ肺炎」．実にシンプル，分かりやすいです．ちなみに，英語では，「*Pneumocystis carinii pneumonia*」の略で「PCP」と呼ばれていました．

　呼ばれていました，と過去形でいっているのは，現在ではそうではないからです．*P. carinii* は改名され，*P. jerovecii* となりました．えっ？　読めない．アメリカの発音を聞くと，これはニューモシスティス・イェロベチアイ，と読むようです．「べ」にアクセントがつきます．

　じゃ，もうカリニ肺炎は存在しないわけ？　PCPはどうすんの？　いやいや，賢い人がいて，Pneumocystis pneumonia だから従来通りPCPでいいよってなわけでアメリカのほうは問題ないようです．問題ありありなのは日本のほうで，カリニ肺炎はさすがに続けることができず，ニューモシスチス肺炎なんて呼び方に変更を余儀なくされたのでした．

　面倒臭いのは患者さんです．こんな感じでしょっちゅう病原体や病名を変えられたら，かなわんやんけって感じです．そういえば「精神分裂病」は差別的だからって「統合失調症」に変名させられましたが，「統合」が「失調」するの，どこが差別ないねん，て思いますよ，ぼくは．

　感染症の世界ではしばしば菌名が変更されます．微生物学者の坂崎利一氏の名を冠した *Enterobacter sakazakii* は，最近，*Cronobacter sakazakii* に変名されました．ドラマの「古畑任三郎」にも出てきた *Actinobacillus actinomycetemcomitans* は10回読むと舌を必ず噛みそうな虫歯の原因菌ですが，近年 *Aggregatibacter actinomycetemcomitans* と変名されました．アグレガチとかコロコロ名前を変えていると，こっちがグレるぞって感じです．第一，古畑のDVD見てもなんだか分からなくなってしまいます．

　微生物学者はコロコロ微生物の名前を変えます．「微生物学者が常に他者に対して知的優位を保つためだ」なんて陰口をぼくはいっちゃったりします（冗談です）．

　名前は，名前を与えられる対象物に対して対応する呼称に過ぎず，その呼称のあり方は恣意的に決められるだけです．対象物（シニフィエ）に対する呼称（シニフィアン）がそういう名前のつけられ方をするとき，そこにはなんら科学的根拠とか真理とかは関係ないのです．これがソシュールやレヴィ＝ストロースたちが確立した構造主義の要諦です．だから，エイズの日和見感染たる肺炎の原因を「カリニ肺炎」と呼ぶことに何の間違いもないのです．そう呼ぶことに我々が決

196　｜　第4章　微生物からアプローチする感染症

めて，コンセンサスが得られている限りにおいては．

　MRSA（メチシリン耐性黄色ブドウ球菌）は，本当はメチシリン耐性菌なのではありません．実際には β ラクタム薬（ペニシリン，セフェム，カルバペネム）（ほぼ）すべてに耐性の菌です．しかし，MRSAは歴史的に普及してきた名称で，いまさら汎 β ラクタム耐性黄色ブドウ球菌（pan-beta-lactamase-resistant *Staphylococcus aureus*, PBLRSA?）なんて，面倒臭い呼称に変更することはありません．

　要するに，我々は対象物（シニフィエ）が誤解なく理解できる名称（シニフィアン）を見つけ，それを使用して満足していれば，それでよいのです．

　「いやいや，16S RNA解析によると，この菌は別の菌で…」という言い訳は，RNAに基づいて菌の名称を変更するという恣意性に囚われた行為であることに気づいてないだけなんです．RNAが名前を決定しなければならないという根源的根拠はどこにも存在しないのですから．

　観念的な微生物の命名よりも，使用者の都合で便利のよい名称のほうを優先させるべきだとぼくは思います．言葉とは使っている人の持ち物です．辞書を書く人の持ち物ではありません．辞書が「使っている言葉」に優先するのではないのです．使われる言葉が，辞書に採用されるのです．普段使っている名称を学者のエゴでコロコロ変えて医療現場を混乱させるのは，いい加減やめにしてほしいよなあ．

An Illustrated Guide to Infectious Diseases

第 5 章

特別な問題

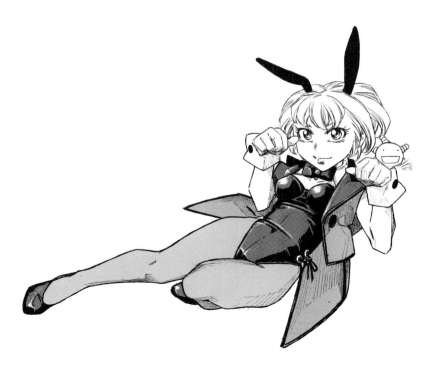

5.1 院内感染

院内感染とは，医療機関の中で起きる感染症のことで，典型的には病院に入院している患者さんが発症する感染症のことをいいます．

では，なぜ院内感染が起きるのか．それにはいくつかの理由があります．

まず，入院している患者さんは，その「定義」からして，病気の人です．病気の人は，体が弱っていて抵抗力がありません．したがって，感染症を起こしやすくなります．**実際，多くの院内感染は，普段だったら病気にならないような「弱毒菌」が原因になって感染症を起こしています．**また，治療そのものも患者さんを感染症に弱くしています．例えば，化学療法．がんの治療に用いる化学療法薬の多くは，人間の免疫細胞（白血球）を減らしてしまいます．特に，白血球の「がん」である「白血病」の治療では，白血球全部を殺してしまうような強い抗がん剤を用います．そのおかげで白血病細胞は死んでしまうわけですが，正常な白血球も（一時的には）ほとんどなくなってしまいます．こうなると，とても感染症に弱くなるのです．

多くの自己免疫疾患（自分に対して免疫＝炎症反応が起きる病気）や，臓器移植後の患者さんは免疫抑制剤を飲んでいます．こういう薬も感染症のリスクを高めてしまいます．病気そのものも，強く免疫を弱めてしまうものもあります．例えば，糖尿病の患者さんは感染症にとても弱いです．とりわけ免疫機能が落ちてしまう病気が，「後天性免疫不全症候群」，つまり「エイズ」です．

第二に，入院している患者さんは，さまざまな「デバイス」をつけられています．デバイスとは，医療器具のことです．例えば，点滴．例えば，尿カテーテル（おしっこの出るところに管を挿入しています）．こういうデバイスに菌がくっつき，これが体内に入って感染症を起こしやすくなります．あるいは，手術の後の患者さんは皮膚を切開していますから，その傷口から菌が入り込みます．なにしろ菌は眼に見えないほど小さいものですから，「しっかり閉じた」傷口からでも体内に入り込めるのです．

人間の免疫機能というと，ぼくらはついつい，リンパ球とか免疫グロブリンとか，「免疫学」に出てきそうなメカニズムを考えてしまいがちです．でも，実は人間の最大の防御力（の1つ）は皮膚に存在しています．人間には皮膚があるからこそ，外敵の侵入を防いでいるんです．逆にいえば，皮膚が弱い人（例えば，新生児集中治療室（NICU）にいる「未熟児」）や皮膚に障害のある人（外傷，やけどのある人，皮膚病のある人）はとても感染症に弱いんです．同様に，「皮膚に穴をあける」点滴は，そこから菌が

200 | 第5章 特別な問題

入ってください，という呼び水になっています．「病院に来たんだから点滴くらいしてよ」という患者さんは多いですが，実はそれが裏目になって院内感染を起こしていたりするんですね．

　まあ，こんなわけで，病院内では感染症がとても起きやすいのです．そして，院内で感染症が起きると抗菌薬が使われます．抗菌薬を使っていると薬剤耐性菌が出現します．耐性菌が出現し，それが増加すると，それが院内で伝播し（伝わり），他の患者さんにも耐性菌がくっつきます．たいていは，医者や看護師といった医療従事者の「手」で伝播します．というわけで，院内には耐性菌が多くなり，したがって多くの抗菌薬は効かない，という由々しき問題になります．そこで，院内感染は「治療も難しい」ということになってしまうのです．ああ，大変！

5.1.1 どのような感染があるか

　では，院内感染にはどのようなものがあるのでしょうか．

　院内感染は怖い，怖いというイメージでお話してきましたが，**「ある意味」院内感染は全然怖くありません．というのは，そのバリエーションがとても少ないからなのです．**

　入院している患者さんが，ある日突然発熱しました．で，その原因は？？　実はマラリアでした！

　なーんてことは，まずありません．

　外来にやってくる患者さんであれば，あらゆる種類の感染症の可能性があります．あるいは感染症以外の発熱患者さんもいるかもしれません．でも，入院患者さんがいきなりマラリアになったり，膠原病になったりする可能性は限りなく低いです．そう，外来患者さんのほうが診断はずっと難しいのです．

　院内で発熱する患者さんの場合，その原因はかなり限定されています．

　まずは感染症．ほとんどが，尿路感染症，肺炎，カテーテル関連血流感染（長い！），創部感染（手術のメスを入れたところに起きる感染症）に集約されます（**図5.1**）．他にもいくつか可能性はありますが，それらはずっと数的には少なくなります．あとは抗菌薬関連下痢症，特にサーベイランス（*Clostridium difficile* 感染）くらいでしょうか．

　感染症でないものも院内で熱を起こすことがあります．よくあるのが，薬剤熱．これはお薬が原因で熱が出てしまうもので，本当によく見ます．それから，痛風，偽痛風．痛風は尿酸結晶が起こす炎症で，偽痛風は痛風に似ているんだけど，ピロリン酸という違うものが結晶を作って起こす炎症です．どちらも入院患者さんの膝とか指の関節を腫らし，熱を起こします．よく感染症と間違えられます．あと，ずっと寝たき

5.1　院内感染　201

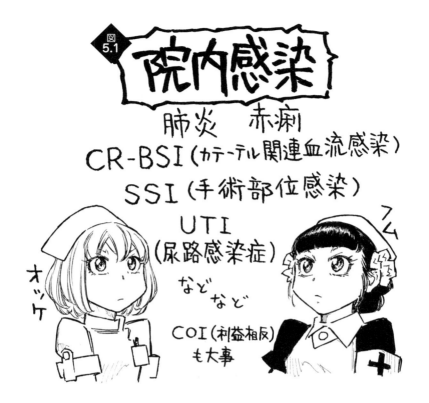

りの患者さんだと，脚とかの血液が詰まってしまい（血栓といいます），これが熱の原因になることもあります．

　逆にいえば，まあ，このくらいしかないんです．病院内での熱の原因なんて．院内の熱を調べるのは，だからそんなに難しくありません．ここに挙げた可能性を1つ1つ丁寧に，愚直に，吟味していくだけです．院内の発熱が「分からなく」なってしまうのは，そういう吟味を怠っているから，というのが多いのです．

　カテーテル関連血流感染について言及しておきましょう．これはとても長い名前なので，よく「カテ感染」と省略されています．

　まあ，省略するのはよいんです．でも，その名前が誤解を生んでいるのも，また事実です．

　「カテ感染」っていうと，まるでカテーテルのところが感染症を起こしているみたいじゃないですか．そうじゃないんです．あくまで正式名称は「カテーテル関連血流感染」．カテーテルは関連しているだけ．感染を起こしているのは血液の中なんです．

　それがいったい，なんなの？

よくある誤解は，カテーテルが刺してある部位に炎症所見，つまり赤くなったり，腫れていたり，痛みがあったり，隙間から膿が出ていたりという所見がまったくなくてもかまわない，ということです．もちろん，そういう炎症所見があれば，カテ感染を強く示唆しますが，なくったってかまわないということです．実をいうと，大多数のカテ感染の患者ではカテーテル刺入部に何の所見もありません．それは全然，当たり前のことですね．だって，カテ感染はカテーテルの感染ではなく，カテーテルを介した血流感染なのですから．カテーテルは皮膚から菌が入ってくる通り道に過ぎず，感染部位「そのもの」は血液の中なんです．

　カテーテルの刺入部はカテ感染の診断には（あまり）役に立ちません．では，どうしたらよいのでしょう．

　これは，そんなに難しい話ではありません．血流感染ですから，血液の中に菌がいるかどうかを調べればよいのです．つまり，血液培養です．

　さて，**院内感染の大多数は肺炎，尿路感染，カテ感染，創部感染のどれかである可能性が高いです**．したがって，院内の熱発患者は，他の原因が露骨に分かっているとき以外は，そして，露骨に原因が分かっていることってめったにないのですが，たいていはこれら4つの感染症がないかどうか調べなければならない，ということになります．

　肺炎については胸のレントゲンと，痰が出る患者であれば喀痰の検査が必須になります．尿路感染については尿の検査，カテ感染は血液培養でした．創部感染は，皮膚の部分なら見れば分かりますが，見ても分からない場合，内蔵とかの手術の部分に感染を起こしている場合（深部創部感染）は，CTなどの画像診断が必要になることもあります．レントゲンに映らない肺炎もありますから，レントゲンをとって何もなくても，やはり肺炎を疑うときはこちらもCTが必要になります．

　ただし，**レントゲンですでに肺炎が確認されている場合は，CTは不要です**．なんか，最近はなんでもかんでもCTとっとけ，という極端なCT主義みたいなのが医療現場で認められます．困ったもんです．CT検査は，自動販売機でお金を入れるとジュースが出てくる，みたいにオートマティックにできる検査ではありません．患者さんを検査室まで搬送しなければなりませんし，放射線技師さんの手間ひまも必要です．なにより，患者さんに放射線曝露を強いるわけで，そのようなデメリットを凌駕するような大きなメリットが期待できない限り，CTをオーダーすることは正当化できません．まあ，これはCTに限らずすべての検査についていえることで，検査の背後にはたくさんの人たちの手間ひまが込められています．そのことに配慮して，適切で必要な検査に限定して行う，というのはとても大切です．

　いずれにしても，院内の熱発患者にはこういった検査が必要になります．長い間，

日本では血液培養をやる習慣が医療機関になかったため，院内感染の診断が上手くいきませんでした．検査不十分なままで「とりあえず」とカルバペネムのような広域抗菌薬を用いていました．しかし，例えばカテ感染の最大の原因菌は，病院にもよりますが，MRSAだったりします．MRSAにはβラクタム薬は効きませんから，これでは治療はうまくいきません．近年，ようやく日本でも血液培養を行うことがきちんとされるようになってきました（病院によりますが）．しかし，その一方で尿の検査はちゃんとやっていなかったり，ということも多いです．原則をきちんと勉強せず，行き当たりばったり，あるいは昔からの習慣のままに医療をやっているからです．ちゃんと勉強，ってどの領域でもとても大切なんですね．

院内の発熱は，丁寧な指差し点検です．きちんと診察すれば，痛風，偽痛風発作はすぐに分かります．薬剤熱はカルテを丁寧に見ればそれと察することは可能です（特に，日本では不要な医薬品がたくさん投与されるポリファーマシーの傾向があり，薬剤熱はよく観察します）．

指差し点検は，予防にも役に立ちます．尿路感染の多くは尿カテーテルが挿入されることから起こります．だったら，尿カテーテルを抜いてしまえば尿路感染のリスクはぐっと下がります．**尿カテーテル挿入24時間で尿路感染の実リスクは3％増す**といわれています．10日で30％，1ヶ月も入れておくと100％の可能性で尿路感染が起きる計算です．逆にいえば，一日でも早くカテーテルを抜去すれば，3％のリスク減ということになります．絶対リスク（相対リスクではなく）で3％減というのは，これはとてもインパクトの大きなプラクティスです．しかも，お金は一円もかかりません．

同様に，**カテ感染も指差し点検で減らすことができます．**ケア・バンドルといって，複数の方法を一緒にとるという「毛利元就 三本の矢」的な発想で，カテ感染を減らそう，というもので，ミシガンのICUでこの方法が中心静脈カテーテル（大きい血管に入れるカテーテル）関連の血流感染をほとんどゼロにしました．無菌操作を行う，脚ではなく，鎖骨の下にカテーテルを入れる，毎日カテーテルの必要性をチェックする，（残念ながら日本にはありませんが）2％グルコン酸クロルヘキシジンを使って皮膚消毒を行う，といった複数の方法をきちんと積み重ねることで，感染症を減らすのです．

ぼくらはこれまで，院内感染は「しようがない」ものだと考えていました．すでに述べたように，院内ではとても感染症が起こりやすいのです．だから，しようがない．なるべく減らすように努力はするけれども，ゼロにはできない．あきらめてよ．こんな感じです．

でも，冷静に考えてみたら，これはおかしな話です．だってそうでしょう．いったい，どの患者さんが「自分が入院して，さらに病院で新しい病気になるかもね」なん

て考えているでしょうか．ほとんどの患者さんは，入院とは自分の病気がよくなるために行うものだと信じています（それは，正当な信念です）．そして病院で新しい病気になるなんて，思いもよらぬことだと思います．たとえ「インフォームド・コンセント」で，「術後に感染が起きることがあります」なんていう定型的な説明をされていたとしても，です．

ここ数年，アメリカでもイギリスでも，院内感染を許容しない空気が流れています．アメリカの一部の医療保険では，もう院内感染に対する診療報酬を支払わないことに決めました．イギリスでは，特定の院内感染に報告義務を課し，一定以上の感染が起きた病院には「罰金」を課すようになりました．もはや院内感染は「しようがない」ものではありません．院内感染は「起こしてはならないもの」なのです．患者の希望と，医療従事者の常識が，ようやく一致しようとしているのです．

日本では，残念ながら今でも院内感染は「しようがない」ものです．しかし，アメリカ人やイギリス人にできることが，日本でだけできない，という「日本人特殊論」をぼくは信じません．ぼくらにだって，やればできるはずです．要は，やるか，やらないか．いかに本気になれるか，というだけの話だと思います．

5.1.2 サーベイランス

すでに第1章でも少し説明しましたが，サーベイランス（surveillance）とは，調査のことです．何を調査するのか．感染症の世界では，一定の感染症（特に院内感染）と薬剤耐性菌のあり方を調査することをいいます．

サーベイランスはなぜ行うのか．院内感染を減らすためです．では，「減る」とはどういうことか．それは院内感染がどのくらい起きているか把握していなければ，言及することはできません．実態把握があって，初めて対策が可能になり，感染が「減った」ことが確認できるんです．

したがって，ただ耐性菌の数だけ数えている，というのはサーベイランスの望ましいやり方とはいえません．それでは，子どもの夏休みの絵日記と同じです．「今日は蝉を2匹見つけました」みたいなノリで，「今月はMRSAがいくつ見つかりました」といっていてもしようがないのです．

「減らす」にも漠然とした減少ではいけません．「どのくらい」減らすのがよいのか，明確な目標設定が必要です．目標がない対策は，「単に仕事をしたフリ」になってしまうからです．

2012年から，診療報酬が改訂され，医療機関の感染防止対策に対して医療機関がお金をもらえるようになりました．そのため，多くの医療機関が大慌てで感染対策を行うようになったのです．まあ，金のためですが，その動機づけはともかく，一所懸

5.1 院内感染　205

命感染対策を行うようになったのは悪いことではありません.

しかしながら,この診療報酬における「感染防止対策加算」には目標がありません.「専任の院内感染管理者が配置されている」「感染防止に係わる部門がある」「年○回以上,会議を行う」「1週間に1回程度院内を巡回する」といった手続き論だけです.もちろん,こういうのもやらないよりはましですので,一歩前進だとは思います.でも,「人がいる」「会議が開かれる」,あるいは「サーベイランスをやっている」だけでは院内感染は減りません.これらはすべて手段であり,目的ではないのです.手段と目的の取り違えって本当に日本では普遍的な問題なんです.

厚生労働省院内感染対策サーベイランス事業(JANIS, http://www.nih-janis.jp/)というのがあります.日本の多くの医療機関が参加し,いろいろなサーベイランスを行っていますが,その調べたデータは「院内感染を減らすこと」に資しているでしょうか.そういう健全な疑問を持つことが,大事なんです.

サーベイランスのやり方には複数あります.ただ,そういうテクニカルな方法論よりも「原則」を理解するほうがまずは大事だと思います(**図5.2**).

1. 最初に,すでに述べたように**「目標」をはっきりさせること**.手段と目的を混同しないこと.サーベイランスをすること「そのもの」を目的化しないこと(あくまで,手段です).
2. **実態把握ができるような方法を取ること.**
3. **だれがやっても同じような判断ができること**.担当者によって判断基準が変わるものでは,困ります.
4. **他施設や過去のデータと比較できること**.そのためにも,きちんとした基準が必要です.
5. **分母に気を遣うこと**.感染症の数や耐性菌の数を数えているだけでは,「把握した」とはいえません.人間,分子にはよく目が行きますが,分母のことはすぐに忘れてしまいます.サーベイランス期間中に何人の患者が入院していたのか.カテ感染であれば,カテーテルが挿入された総日数は何日間だったか.こうした情報が大事になります.
6. **継続可能なこと**.頑張って精緻なサーベイランスを行ったが,3ヶ月でみんなバテバテでは困ります.サーベイランスも毎日やると決めつけなくてもよく,年に数ヶ月とか,期間を区切っても(目的が達成される限りは)かまいません.

こういう原則の下で,サーベイランスは院内肺炎,尿路感染,カテ感染などに対して行われます.行われるべきです.

206 第5章 特別な問題

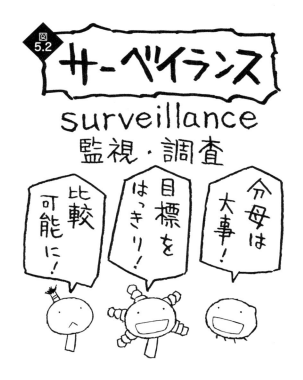

5.1.3 アウトブレイクとその調査

　アウトブレイクとは，予想されるよりも多くの感染症が起きている状態をいいます．例えば，院内で（予想されるよりも）たくさんの下痢症が発生した場合もアウトブレイクですし，（予想されるよりも）たくさんの耐性菌感染症が発生した場合もアウトブレイクですし，（予想だにしていなかった）アフリカのウイルス性出血熱患者が1例見つかった場合もアウトブレイクです．「いくつ出たらアウトブレイク」ではないことが，重要です（図5.3）．

　予想されるよりも，ということは「いつもの状態」が分かっていなければアウトブレイクは分からない，ということを意味しています．だから，サーベイランス（いつもどうなっているか）が大事なんですね．

　アウトブレイクの調査では，まず「症例の定義」が重要になります．例えば，「下痢を有する，CDトキシン検査陽性の患者」を偽膜性腸炎アウトブレイクの症例定義にするなどです．サーベイランスのときと同様，「定義」は誰にでも分かりやすいものにしなければなりません．

5.1　院内感染　　207

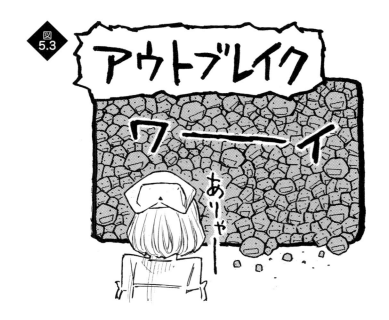

図5.3 アウトブレイク

　アウトブレイクは「人」「空間」「時間」の把握が大事です．だれに，どこで，いつアウトブレイクが起きているかを把握します．時間をx軸，発生数をy軸にプロットしたグラフを「流行曲線」と呼びます．

　アウトブレイクに見えて，実はアウトブレイクでないこともあります．これを「シュード」アウトブレイクといいます．シュード（pseudo）とは「見せかけの」「偽の」という意味です．例えば，吐いている人を見ていて自分も気分が悪くなって吐いた（感染は起きていないのに）というのはシュード・アウトブレイクです．あるいは，検査室の中で病原体が混ざってしまって，病気のない患者さんにたくさんの病原体が見つかった（かのように見えた）というのもシュード・アウトブレイクです．こうした間違いも，「人」「空間」「時間」を丁寧に観察していれば，たいていは看破できます．

　アウトブレイクは調査すると同時に対策もとらねばなりません．患者の隔離や治療，情報提供などを行い，アウトブレイクの速やかな終息を目指します．関係者同士の頻繁な連絡，役割分担の明確化，情報提供，情報共有が大事になります．アウトブレイクが終息したら振り返りの反省・検討を行い，予防策を立てるのも大事です．

5.1.4　標準予防策，個人用防護具，そして隔離

　アウトブレイクのところで「隔離」という話をしました．感染症は自然発生しないとパスツールは看破しました．感染症には感染経路が必要です．感染経路を遮断でき

れば，感染症の伝播は防げます．その遮断手段の1つが「隔離」ということになります．ただし，「隔離」は人権上の問題にもなりえますから，なんでもかんでも隔離すればよい，というわけにはいきません．昔は，ハンセン病（*Mycobacterium leprae*感染）の患者が，顔に病気を作り，見た目に差別を起こしやすかったこともあり，必要のない隔離策をとられ続けていました．同じ抗酸菌の感染症で，本当に隔離が必要な（空気感染する）結核（*M. tuberculosis*感染）は顔に病気を起こさないこともあり，ほったらかしだったのにです．このような**「雰囲気」で感染症隔離策をとるのは許されないのです．**

さて，院内での病原体伝播の基本は「標準予防策」です．これは，すべての患者に感染源が潜んでいる可能性がある，という前提で行われるもので「標準」というからにはいつも行う（ことになっている）ものです．

その**基本は，手指衛生と選択的な個人用防護具の着用です．**

手指衛生とは，石鹸と水道水による手洗いか，アルコール手指消毒薬で手をこすって消毒することをいいます．アルコール消毒薬のほうが水と石鹸の手洗いより一般的には効果が高いですし，いろいろなところに簡単におけるため，アクセスしやすいのが利点です（ポケットの中に入れておくことも可能です！）．ただし，ノロウイルスや*Clostridium difficile*などアルコールに抵抗性がある病原体がいることには留意が必要で，こういう場合は古典的な石鹸と水の手洗いのほうがベターです．

で，大事なのは，いつ手指衛生を行うか，です．それは，

1. 患者に接触する前
2. 清潔・無菌操作の直前（注射など）
3. 患者の体に接触した後
4. 患者周囲の環境に接触した後

の4つです．「うわあ，大変だ．」と思った方もいるでしょう．要するに**患者の病室に入る前と，入った後には必ず手指衛生が必要になるんです．**これは「手袋をする場合」でも同様です（ただし，手袋着用時には手指衛生は必要ないのでは，という研究も存在します）．

残念ながら，このような基本的な手指衛生を遵守していない医療従事者はとても多いです．これを改善するためにいろいろな方法がとられていますが，まだまだです．残念ですね．

ぼくなんか，患者さんに触る前と後の手指消毒は「考えなくても」できる習慣になっています．「知っている」と「できる」「やっている」には格差があります．KAPのギャップです．knowledge, attitude, practiceの格差のことですね．手指衛生が大事

5.1　院内感染　209

なことは医療従事者なら誰でも知っていますが,「できる」「やっている」とはまた別
の問題なわけです.

　まあ,尾籠な例え話ですが,ぼくはいつもトイレに例えています.トイレで大きい
方(女性なら小さい方も)の用を足したとき,皆さんはトイレットペーパーを「考え
て」使ってますか.パンツを「考えて」引き上げていますか?　そんなことないです
よね.もうそれは完全に習慣化していて,「考えなくてもできている」のではないで
しょうか.「あれ,今日は疲れていたから,紙使うの忘れちゃったよ」なんてことは
ないはずです.

　患者ケアのときの手指衛生もこのくらい習慣化できていなければいけません.ずぼ
らなぼくにできるのですから,きっと皆さんにだってできるはずです.

　選択的な個人用防護具っていうとなんとなく「かたい」感じですが,要するに,手
袋とかガウンとかゴーグルとか,のことです.

　手袋には未滅菌な手袋と,滅菌手袋があります.後者は,表面に触ると「未滅菌」
になってしまうので,表面を触らないよう,特殊な着け方をします.医者になったと
き,この滅菌手袋の装着の方法を教えてもらって,「おれって医者になったんだな
あ」と感じたものです.逆に未滅菌手袋は患者に使用した後,病原体が表面について
いる可能性があるため,着けるときは「普通」に着けますが,脱ぐときは表面を触ら
ないよう気を遣う必要があります.ガウンや帽子も,原則は同じです.着るときに気
を遣うか,脱ぐときに気を遣うか,その両方か.「なぜそもそも防護具を着るのか」
を考えれば,答えは自ずから出てきます.

　普通の医療行為では手袋は必要ありません.患者さんに触るときも,たとえ,その
患者に,例えばHIV感染があったとしても不要です.HIVは皮膚や汗との接触では
感染しないからです.**血圧や体温測定,カルテや電話の使用にも手袋はバツです.ヘ
タに手袋を着けていると,病原体を広げてしまいかねません.**あと,WHO(世界保
健機関)など海外では静脈,筋肉,皮下への注射では手袋は必要ないと推奨していま
すが,日本では手袋をしていることがとても多いです.逆に,カテーテルの留置など
では滅菌手袋が必要ですし,血液や体液の接触,皮膚に病原微生物がついている可能
性がある場合には未滅菌の手袋が必要です.同様に,体液や病原微生物への曝露に応
じて,エプロン,ガウン,フェイスマスク,ゴーグルなどを着用します.

　結核菌のような空気感染を起こす感染症に対しては,N95という特殊なマスクを着
用します.これは直径0.3 μmの微粒子を95％以上捕集できるマスクで,結核菌の伝
播を防いでくれます.ただし,きちんと顔に密着させないと隙間から菌が入ってきて
しまいます.密着すると息が苦しくなりますから,長くは着けていられません.よく
通信販売とかでN95を日常用に売っていますが,このマスクを着けたままで日常生

活は不可能です．着けたままでいられる場合は着け方が間違っていますから意味がありません．いずれにしても，無駄な買い物です．

　手指消毒や防護具に加え，「隔離」が必要になるときもあります．患者から病原体が伝播するのを防ぐための「感染源隔離」．これは特に空気感染する結核，麻疹，水痘（水ぼうそう）などで行います．また，白血病患者など感染症を起こしやすい患者を守るため，感染していない方を逆に隔離することもあります．これを「保護隔離」といいます．隔離は人権問題に絡むため，本当に必要なとき，他の患者を守るという価値が高いときにしっかりと行います．

5.1　院内感染　211

5.2 予防接種

　予防接種が医療に及ぼしたインパクトはとても大きいです．おかげで天然痘は撲滅され，ポリオやジフテリアや，致死的な百日咳（軽症の百日咳は今でも多いですが），日本脳炎などは激減しました．多くの先進国では細菌性髄膜炎や麻疹，風疹などは医者も「見たことがない病気」になっています．

　予防接種とは，病原体ではないんだけど，病原体の免疫記憶を惹起するような物質を（多くの場合は）注射して，自分の（その病気に対する）免疫能を高める，というものです．自分の免疫能を高めることで病気から身を守るわけですから，ここにジレンマが生じます．だってそうですよね．健康で病気にならなそうな人のほうがワクチンの効きがよく，体が弱っている病気の人や高齢者は，自分の免疫能を高める能力が弱いわけですから，ワクチンが効きにくいのです．ワクチンとは，「ワクチンが効くとよいなあ，という人ほど効きにくい」という本質的なジレンマを持っているのです．

　とはいえ，効きがたとえ悪くても，ワクチンなしよりはワクチンがあったほうが病気から「より」身を守ってくれる可能性が高くなることが多いです．ここでも「守ってくれる」「守ってくれない」という二元論ではなく，「どのくらい守ってくれるか」という「程度問題」として捉えたほうが妥当でしょう．ワクチンは，病気を全部チャラにしてくれるほど効くことは少ないですが，全体としては「得をすることが多い」のです，多くの場合．

5.2.1 どのような予防接種があるか

　予防接種は大別すると，「生ワクチン」と「不活化ワクチン」があります（**図5.4**）．生ワクチンは何がなまなのかといいますと，実際に生きている微生物を用いたワクチンです．増殖能を持った，いわば「生き物」で，免疫は一般につきやすいです．通常は病気の原因になりませんが，免疫が弱った人や妊婦さんには禁忌，すなわち禁止されています．不活化ワクチンは，このような心配がないため，免疫抑制のある人や妊婦さんには「積極的に接種するよう」推奨されています．

　妊婦さんがかかると困る感染症があります（まあ，だれがかかっても困るんですが）．それは，胎児奇形の原因になる「TORCH（トーチ）」とよばれる感染症です．トキソプラズマ（toxoplasma），風疹（rubella），サイトメガロウイルス

212 ｜ 第5章　特別な問題

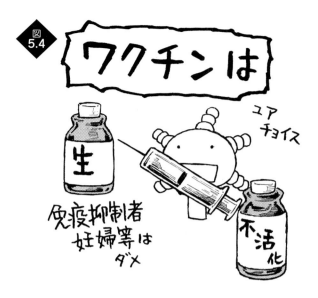

(cytomegalovirus), ヘルペス (herpes) など (others) でTORCHです. 最後のOthersだけちょっとうさんくさいですが.

　このうち, ワクチンで予防できるのは風疹です. しかし, 風疹ワクチンは生ワクチンなため, 妊婦さんには禁忌です. したがって, 「妊娠する前」に女性は風疹ワクチンを接種しておく必要があります.

　女性だけではありません. 感染源になり得る男性も風疹ワクチンの接種が推奨されています. 残念ながら, 日本は先進国では「ワクチン後進国」と呼ばれていまして, 風疹の流行が今でも見られており, 先天性風疹症候群 (CRS) と呼ばれる胎児奇形も発生しています (原稿執筆時点). 予防接種制度を改善し, このような「起こらなくてもよい胎児奇形」をゼロにする努力が必要です. ぼくも本書が売れて (ぜひ) 増刷するとき (ぜひ), 「かつては流行していた風疹もようやく日本で撲滅されました」と書き直すことを心から祈っています (ぜひ).

　日本における定期接種 (対象者すべてに推奨され, 無料のワクチン) と, 任意接種 (こちらは推奨度が低くて有料です) を**表5.1**にまとめます. 2014年10月から高齢者用肺炎球菌ワクチンと水痘ワクチンも定期接種に組み込まれます. まだまだ遅れている日本の予防接種行政ですが, すこーしずつましにはなってきています.

表 5.1 日本における定期接種と任意接種

	生ワクチン	不活化ワクチン
定期接種 （無料）	BCG（結核用ワクチン） 麻疹 風疹 麻疹・風疹混合ワクチン（MR） 水痘（水ぼうそう）	DPT-IPV（ジフテリア，百日咳，破傷風，ポリオ） 日本脳炎 インフルエンザ 肺炎球菌（小児用） 肺炎球菌（高齢者） インフルエンザ菌b型（Hib） ヒトパピローマウイルス（HPV）
任意接種 （有料） （他，輸入ワクチンあり）	流行性耳下腺炎（いわゆるおたふくかぜ） 黄熱病 ロタウイルス （口から飲むちょっと変わったワクチン）	B型肝炎 A型肝炎 狂犬病

[2014年10月時点]

5.3 その他

5.3.1 バイオテロとは何か

　バイオテロ，正式にはバイオテロリズムといいます．生物兵器を用いたテロ活動のことです．具体的には，炭疽菌，天然痘ウイルス，ボツリヌス毒素，ペスト菌，*Francisella tularensis*（野兎病の原因菌），ウイルス性出血熱を起こすウイルス（エボラ出血熱など）が，「カテゴリーA」と呼ばれてテロ行為に用いられやすい病原体といわれています．天然痘は撲滅された疾患ですが，今でもウイルスそのものは（ロシアとアメリカの）実験室内に保存されており，悪用が懸念されています．ばらまいて大量の患者を発生させ，恐怖を惹起しやすいのが特徴です．

　実際にテロに使われたものに炭疽菌があります．2001年，アメリカで郵便物に炭疽菌を入れて，これをジャーナリストや政治家などに送り，複数の炭疽患者が発生し，死亡者も出ました．

　このようなバイオテロは起こってはならないことではありますが，「起こる可能性」には十分に注意し，事前に対策をとっておく必要もあります．

5.3.2 人獣共通感染症

　動物（厳密には脊椎動物，鳥類含む）にも人にも感染するような感染症を人獣共通感染症といいます．英語ではズーノシス（zoonosis）といいます．

　昔は人畜共通感染症といっていたのですが，「畜」という漢字がいけないらしく，改名されました．家畜も家獣って呼ばなきゃいけないのかなあ．手元の漢和辞典によると，「畜」という漢字は「飼いならす」とか「養う」というくらいの意味らしく，別に差別的ではないんですけどね．「鬼畜」とか，熟語のイメージが悪いのかなあ．それとも野生動物みたいに「飼っていない動物」も入っているからかなあ．ま，いいけど．

閑話休題

人獣共通感染症は増えています（**図5.5**）．近年では鳥インフルエンザ，SARS（ハクビシンという哺乳類から感染した可能性が指摘されています），アライグマ回虫感染（*Baylisascaris procyonis*），MERS（中東呼吸器症候群，コウモリやラクダからの感染の可能性が指摘されています），西ナイルウイルス感染（鳥類）．古典的には，狂犬病，野兎病，サルモネラ症（ミドリガメとの接触がリスクといわれます），有鉤条虫症（豚との接触），無鉤条虫症（牛との接触），エキノコッカス（キツネなどとの接触），クリプトコッカス（ハトとの接触），ブルセラ症（いろいろな動物との接触）などが有名です．

人獣共通感染症は，人間だけでなく，動物の感染症の対策も同時にとらねばならないので大変です．動物が病気になることもあれば，動物は病原体を保有しているだけで発病しないこともあります．例えば，狂犬病ウイルス．犬が有名で，犬は必ず発症します．が，キツネが狂犬病ウイルスを持っている場合は発症しないといわれています．動物がバタバタ倒れて…という情報から西ナイルウイルス感染を疑うことはできますが，鳥インフルエンザでは多くの野鳥は病気になりません（家禽だと発病することが

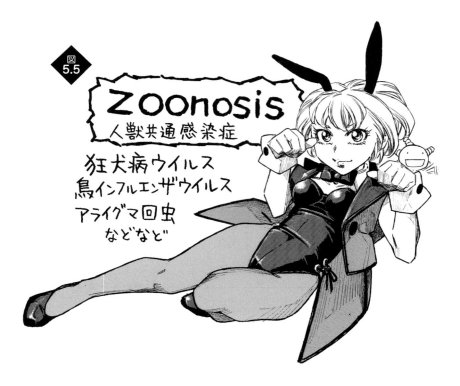

多いです．ややこしいですね）．

　人獣共通感染症は人間の医者だけでなく，獣医学の専門家も協力して対策を取ることが必要です．食生活や経済活動にも深く関連しているので，対策をとるのはとても大変です．省庁間の協力（厚労省，農水省，財務省みたいな）も大切ですね．

5.3.3 旅行医学とは

　海外旅行に行く人は本当に増えました．2010年には9億4千万人が海外旅行に行っています．観光庁によると，2012年の日本人海外旅行者数は約1800万人，訪日外国人は約900万人でした．

　というわけで，もはや日本のことばかり考えていては，だめなのです．医療であっても，それ以外でも，好むと好まざるとにかかわらず，外国との関係や外国の影響を無視して生きていくことはとっても難しいです．

　これだけ旅行者が多くなると，もはや「日本にない病気」も無視することはできません．マラリアやデング熱といった，「日本に存在しない感染症」もしばしばみるようになりました．こういうのを「輸入感染症」といいます．「海外から病気がやってくるなんて迷惑だな」なんて思ってはいけません．日本人もときどき麻疹など「海外ではなくなった感染症」を「輸出」しているので，お互い様です（情けないお互い様ですが）．

　で，こうした旅行にまつわる医療についての専門領域が「旅行医学（Travel Medicine）」です．海外旅行そのものの急成長とパラレルに，旅行医学領域も急速に拡大，成長，進歩してきています．

　旅行医学＝感染症，とは限りません．例えば，時差ボケとか高山病，潜水病なんかも旅行医学の守備範囲に入ります．まあ，これだけ旅行者が多いということは，海外旅行はもはや生活の一部．旅行医学はいわゆるプライマリケア医の守備範囲になるべきだとぼくは思います．

　とはいえ，やはり旅行医学において感染症が大きなウェイトを占めているのは間違いありません．旅行前の「プレトラベル・コンサルテーション」では，黄熱病の予防接種やマラリアの予防法（予防薬や蚊に刺されない方法など），帰国後の発熱，下痢などに対応して診断，治療したりもします．旅行医学の場合，世界各国の感染症事情，病気の事情も知っていなければならないですから，とても大変です．でも，こういう勉強ってとても楽しいですね．

　「今度，ツバルに行くんです．」

　「ツバルってどこですか．」

みたいな感じで，患者さんに教えてもらいながら，勉強しながら旅行外来は行われま

す．今はインターネットがあるので，すぐに各地の情報を検索できるようになりました．大事なのは暗記ではなく，どこにアクセスすればよいかという「知恵」を持っていることなのですね．

外務省　海外安全ホームページ：http://www.anzen.mofa.go.jp/kaian_search/
WHO（世界保健機関）のページ：http://www.who.int/ith/en/
CDC（アメリカ疾病予防対策センター）のページ：http://wwwnc.cdc.gov/travel/

などが参考になります．日本の事情も勘案したものとしては，

濱田篤郎（編）『トラベルクリニック　海外渡航者の診療指針』医学書院

が役に立ちます．日本語で一番網羅的に情報提供しているのは，

岩田健太郎，土井朝子（監訳）『トラベル・アンド・トロピカル・メディシン・マニュアル』メディカル・サイエンス・インターナショナル

です．へへへ，宣伝終わり．英語でも大丈夫，という人におすすめな「バイブル」は，

Keystone. JS, Travel Medicine 3rd ed., Saunders.
（日本語版）岩田健太郎（監訳）『キーストンのトラベル・メディシン』メディカル・サイエンス・インターナショナル

です．今はKindle版もあるのでタブレットを持っていれば，海外にも雑作なく持っていけるようになりました．便利ですね．

| column | 日本の感染症界に未来はあるか |

　本書をここまでお読みになった皆さんの中には，「日本の感染症界，やばくね？」と思っておいでの方もいらっしゃるかもしれません．感染症診断，治療ともにきちんとできていないのが，残念ながら日本の現状ですから．風邪に抗生物質を出し，血液のCRPが高いといって，「なんだかよく分からず」抗生物質を使ってしまっているのが現状ですから．

　で，このコラムのタイトルに対するぼくの答えはこうです．「日本の感染症界に未来はある」．

　ぼくがアメリカとか中国の診療を終えて日本に帰国したのが，本書執筆の10年前，2004年でした．亀田総合病院で感染症の診療科を立ち上げたぼくは次に専門医を養成する後期研修（フェローシップと呼びます）を開始しようと思いました．

　日本の感染症界のパイオニアの一人，青木眞先生は，「それは時期尚早ではないか」と懸念の意を示されました．それもそのはず，当時の日本で実質的に機能している臨床感染症の後期研修は大曲貴夫先生（現国立国際医療研究センター）が指導していた静岡県立がんセンターだけだったのですから．

　実際，立ち上げた後期研修は感染症診療をきちんとしたい，という意欲に燃えた若手医師の増加によって，うまく軌道に乗りました．これは青木先生が全国を行脚し，若手医師のための感染症セミナーを続けてこられたからだと思っています．青木先生の熱意と専門性が若手の心に火をつけたのでした．

　2008年に神戸大学に異動しましたが，亀田と神戸でこれまでにたくさんの研修医を指導することができました．感染症教育プログラムを立ち上げる医療機関も増えました．2013年の日本感染症学会認定専門医合格者は61名．まだまだ内科系専門医としては数が少ないですが，この中にはぼくが直接指導した医師たちもいます．少しずつではありますが，蒔いた種は大きな実を実らせ，収穫の時期を迎え始めています．

　すでに看護の領域では感染管理専門看護師制度（ICN）が2001年から感染症を専門とする看護師を認定し始めており，これは軌道に乗っています．検査技師や薬剤師にも感染症を専門にしたいと希望する者が増えています．また，行政や公衆衛生といった感染症の周辺領域の質も近年少しずつ改善の兆しが見られています．

　日本の感染症学はいまだ夜明け前だとぼくは思います．しかし，夜明けはすぐそこまで来ているとも思います．

5.3　その他　219

日本の感染症界の未来は明るいものだとぼくは信じます．20年前，日本の感染症界ははっきりいって「黒歴史の時代」でした．10年前にはこれがずっとよくなりました．今は10年前よりもさらによくなっています．10年後にはこの世界がもっともっとよくなっていると期待する根拠は十分にあるのです．

参考文献

- 日本化学療法学会　抗菌化学療法認定医認定制度審議委員会（編）『抗菌薬適正使用生涯教育テキスト　改訂版』日本化学療法学会
- 矢野晴美『絶対わかる抗菌薬はじめの一歩』羊土社
- 岩田健太郎, 宮入烈『抗菌薬の考え方, 使い方　Ver.3』中外医学社
- 岩田健太郎（監訳）『抗菌薬マスター戦略　第2版』メディカル・サイエンス・インターナショナル
- 齊藤紀先『休み時間の免疫学　第2版』講談社
- 岩田健太郎（監修）, 岡秀昭（監訳）『感染予防, そしてコントロールのマニュアル』メディカル・サイエンス・インターナショナル
- 松村理司（監訳）『Dr. ウィリス　ベッドサイド診断』医学書院
- 北元憲利『休み時間の微生物学』講談社

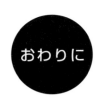

おわりに

　いや，とにかく『もやしもん』の石川雅之先生にイラストを描いていただいて，これだけで本書の存在する価値は十分にあると思います．石川先生，お忙しいところありがとうございました．ぼくのつたない文章と，さらにつたないネーム（というか落書きっぽい意味不明なもの）を元に，素晴らしいイラストを仕上げていただき，感謝感激です．

　編集の横山真吾さんにもお世話になりました．本書の企画を依頼されたのが2011年8月でして，こんなに長い時間が経ってしまいました．申し訳ございません．

　実はここ数年，アメリカでは感染症という専門領域は人気を失いつつあります．患者から病気をもらう危険がありますし，給料が低いからです．アメリカでは心臓カテーテルとか，消化管内視鏡とか，そういうテクノロジーを持っている医者のほうが，給料が高いんです．感染症屋なんて，せいぜい痰やおしっこやウンチを染色液で染めて顕微鏡で観るくらいの技術しかありませんからねえ．

　でも，先日ぼくの師匠だった，ニューヨーク市ベスイスラエル・メディカルセンターのスタンレー・ヤンコビッツ医師に会ったら，彼はこういっていました．「給料がちょっと低いくらいなんだ．こんな楽しい仕事はないぞ．どんどん新しい問題が生じ，ずっと勉強しなければならない．この仕事について本当によかった」．アメリカ感染症界のレジェントであるヤンコビッツ医師はすでに70代になっていました．ぼくは彼の高い知性といつまでも尽きない好奇心と向学心に感心しました．おれもこうでなくては，とも思いました．

　本書が皆さんの心に小さな火を灯してくれれば，これ幸いです．ぜひ，これを機会に，皆さんも楽しくてエキサイティングな感染症ワールドにご参画ください．

2014年10月　外来の合間に

岩田健太郎

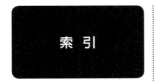

欧文索引

A

A 型肝炎ウイルス　176
A 群溶連菌　152
Acinetobacter　166
AIDS　174
AmpC 過剰産生株　118, 159
ART　174

B

B 型肝炎　114
B 型肝炎ウイルス　176
B 群溶連菌　152
B. anthracis　156
Bacillus cereus　156
Bacteroides　89
Bacteroides fragilis　167
Bartonella 感染　130
Big gun　119
BLNAR　164
BLPAR　164
B. miyamotoi　171
Borrelia　171
Brucella　166

C

C 型肝炎　115
C 型肝炎ウイルス　176
Campylobacter　159
Candida albicans　187
ceftaroline　77
ceftobiprole　77
Chlamydophila　169
cidofovir　110
Citrobacter　158
CJD　186
Clostridium botulinum　156
Clostridium difficile　156, 167
Clostridium tetani　156
CMV　175
C. psittaci　169
CRBSI　35

CRE　36
CRS　180, 213
C. trachomatis　170

D

D 型肝炎ウイルス　176
D 群溶連菌　154
de-escalation　118
DIHS　176
DOTs　100

E

E 型肝炎ウイルス　176
EBV　175
EB ウイルス　175
E. faecalis　154
E. faecium　154
EGDT　116
EHEC　158
Enterobacter　158
Enterobacteriaceae　158
Enterococcus　154
enterohemorrhagic *E. coli*　158
enterotoxigenic *E. coli*　158
ESBL 産生株　118, 158
Escherichia coli　158
ETEC　158

F

Fitz-Hugh-Curtis 症候群　137
Francisella tularensis　166
Fusobacterium　135

H

H1N1　33
H7N9　33
HAART　174
Haemophilus influenzae　164
HAV　176
HBV　176
HCV　176
HDV　176
Helicobacter pylori　162
hemolytic uremic syndrome　158
HEV　176
HHV6　175
HHV7　175
HHV8　175

HIV　112
HIV 感染症　174
HSV1　175
HSV2　175
HUS　158

I

INSTI　112

K

Klebsiella　158
KPC 型 β ラクタマーゼ産生株　159
KPC 産生クレブシエラ　118

L

Legionella　170
Leptospira　171
Listeria monocytogenes　61

M

MAC　172
MDRP　36, 118, 163
MERS　216
MERS コロナウイルス　33
methicillin resistant *Staphylococcus aureus*　35
MIC　52
Moraxella catarrhalis　165
Morganella　158
MRSA　35, 90, 118, 155
Mycobacterium leprae　97, 172
Mycobacterium tuberculosis　172
Mycoplasma pneumoniae　169

N

nafcillin　65
NDM-1 型 β ラクタマーゼ産生株　159
NDM-1 産生腸内細菌群　118
Neisseria gonorrhoeae　165
Neisseria meningitidis　165
nitrofurantoin　99
NNRTI　112
NRTI　112

O

O-157　158

索　引　223

Orientia tsutsugamushi 170
oxacillin 65

P

PI 112
PID 137
P. jirovecii 190
PK/PD 理論 51
Plasmodium falciparum 191
Pneumocystis carinii 190
Proteus 158
Pseudomonas aeruginosa 162

R

R. conorii 170
Rickettsia 170
R. japonica 感染 170
R. prowazekii 170
R. rickettsii 感染症 170
R. typhi 170
RSウイルス 180

S

Salmonella 162
SARS 33, 216
SARSコロナウイルス 33
SDD 98
Serratia 158
SFTS 33
Shigella 160
SLE 130
SSI 35
Staphylococcus aureus 155
Streptococcus agalactiae 152
Streptococcus pneumoniae 153
Streptococcus pyogenes 152
ST合剤 96

T

TDM 82
TORCH 212
Treponema pallidum 171

V

V.cholerae 162
vancomycin resistant
　Enterococcus 154
VAP 35
Vibrio 162
VRE 91, 118, 154

VZV 175

X

XDR-TB 36

Y

Yersinia 162
Yersinia pestis 166

和文索引

あ

アイチウイルス 179
アウトブレイク 30, 207
アウトブレイク・インベスティ
　ゲーション 31
アクチノミセス 173
アシクロビル 110
アジスロマイシン 86
アシネトバクター 166
アズトレオナム 78
アストロウイルス 179
アスペルギルス 105, 188
アデノウイルス 142, 179
アデホビル 115
アナフィラキシー 62
アミノグリコシド 81
アムホテリシンB 105
アモキシシリン 59, 135
アモキシシリン・クラブラン酸
　59
アライグマ回虫感染 216
アレクサンダー・フレミング
　42
アンタブス効果 90
アンピシリン 61
アンピシリン・スルバクタム
　61
イソニアジド 103
痛み 132
一類感染症 185
遺伝的要素 27
イトラコナゾール 106
イミペネム・シラスタチン 80
インターフェロン 115
インテグラーゼ阻害薬 112
院内感染 35, 200
インフルエンザ 134

インフルエンザウイルス 111, 180
インフルエンザ菌 135, 164
インフルエンザ様疾患 134
ウイルス 174
ウイルス性出血熱 185
ウイルス性髄膜炎 140
ウレアプラズマ 170
エイズ 112, 174
液性免疫 27
壊死性筋膜炎 153
エタンブトール 103
エピカーブ 31
エプスタイン・バールウイルス
　175
エボラ出血熱 185
エリスロマイシン 85
エルゴステロール 104
エルシニア 162
炎症 124
エンテカビル 115
エンテロバクター 158
黄色ブドウ球菌 155
嘔吐 128
黄熱ウイルス 179
オウム病 169
オキサゾリジノン 92
悪心 128
オセルタミビル 111
おたふく 180
オッズ比 30
オニオンニョン熱 186
オーラミン染色 172

か

回帰熱 171
疥癬 195
回虫 193
下気道感染症 10, 135
下気道症状 127
核酸系逆転写酵素阻害薬 112
獲得耐性 48
獲得免疫 27
角膜炎 142
ガス壊疽 168
カスポファンギン 107
かぜ 134
ガチフロキサシン 95
カテーテル関連血流感染 35, 201

カテ感染　35, 202
化膿性関節炎　140
カポジ肉腫　174
カリニ肺炎　96, 190
カルバペネム　78
カルバペネム耐性腸内細菌　36
肝炎　136
眼感染症　142
桿菌　150, 158
ガンシクロビル　110
カンジダ　105, 187
間質性腎炎　63
関節症状　131
関節リウマチ　124, 131
感染経路　4
感染症　2
感染症疫学　28
感染性心内膜炎　139
感染臓器　13
眼内炎　142
カンピロバクター　159
関連痛　132
気管支炎　135
北里柴三郎　42
偽痛風　131
キードラッグ　112
キヌプリスチン–ダルフォプリ
　スチン　91
キノロン　93
偽膜性腸炎　89, 156, 167
キャンディン系　107
球菌　150
急性咽頭炎　135
急性咽頭蓋炎　135
急性肝炎　137, 177
急性喉頭蓋炎　164
急性膵炎　137
急性中耳炎　135
急性副鼻腔炎　134
吸虫　194
蟯虫　193
莢膜　25
胸膜痛　127
クラミジア　130, 170
クラミドフィラ　169
グラム陰性球菌　150, 165
グラム陰性菌　158
グラム染色　21, 149
グラム陽性桿菌　150, 156
グラム陽性菌　152

クラリスロマイシン　86
グリコペプチド　90
クリプトコッカス　189
クリンダマイシン　88
クレブシエラ　158
クロイツフェルト・ヤコブ病
　186
クロラムフェニコール　85
経口セフェム　70
憩室炎　137
結核　100
結核菌　172
結膜炎　142
下痢症　10, 137
ゲルハルト・ドーマク　96
嫌気性菌　149, 156, 167
検体　19
ゲンタマイシン　82
原虫　191
抗 HIV 薬　112
抗ウイルス薬　108
好気性菌　149
好気性グラム陰性桿菌　158
好気性グラム陽性桿菌　156
抗菌薬　40
抗菌薬使用の原則　42
抗菌薬適正使用　118
抗結核薬　100
膠原病　124, 130
抗真菌薬　104
後天性免疫不全症候群　174
酵母用真菌　104, 187
呼吸器症状　127
呼吸器用キノロン　94
骨関節感染症　140
骨髄炎　140
骨盤内炎症性疾患　137
コッホの原則　8
コレラ菌　162
コロナイゼーション　22
コンタミネーション　21

さ

細菌検査　19
細菌性急性咽頭炎　152
細菌性髄膜炎　140
サイクリック・リポペプチド
　92
再興感染症　33
最小阻止濃度　52

サイトメガロウイルス　110,
　175, 212
サイトメガロウイルス網膜炎
　174
細胞性免疫　27
ザナミビル　111
サーベイランス　30, 205
サポウイルス　179
サル痘　186
サルバルサン　41
サルファメトキサゾール　96
サルモネラ　162
ジアフェニルスルホン　97
ジアルジア　192
志賀潔　41
ジカ熱　186
時間依存性　51
子宮頸癌　174
糸球体腎炎　152
糸状菌　104, 188
自然耐性　48
自然免疫　26
市中肺炎　75, 136
シトロバクター　158
ジフテリア　212
重症急性呼吸器症候群　33
重症熱性血小板減少症候群　33
自由生活性アメーバ　142, 192
宿主　26
手指衛生　209
上気道感染症　134
上気道症状　127
条虫　194
腎盂腎炎　136
真菌　104, 187
神経梅毒　171
心血管系感染症　139
新興感染症　33
人工呼吸器関連肺炎　35
人獣共通感染症　215
心内膜炎　139
心理・精神的な痛み　132
水痘帯状疱疹ウイルス　175
髄膜炎　140
髄膜炎菌　165
ストレプトグラミン　91
ストレプトマイシン　82
ズーノシス　215
スピロヘータ　171
スルバクタム　61

索　引　225

スルファメトキサゾール　96
性感染症　130, 141
精巣上体炎　166
赤痢アメーバ　192
赤痢菌　160
セファゾリン　73
セファマイシン　76
セファレキシン　72
セファロスポリン　67
セフェピム　77
セフェム　67
セフォタキシム　75
セフカペン・ピボキシル　70
セフジトレン・ピボキシル　70
セフタジジム　76
セフトリアキソン　75
セフメタゾール　76
セフロキシム　75
セラチア　158
セレウス菌　156
セロトニン症候群　92
全身性エリテマトーデス　124,
　130
線虫　193
蠕虫　193
先天性風疹症候群　180, 213
双球菌　153
相対リスク　28
創部感染　35, 201
側鎖説　41

た

第 3 世代経口セフェム　70
帯状疱疹　129
体性痛　132
大腸菌　158
多剤耐性アシネトバクター
　36, 118
多剤耐性緑膿菌　36, 118, 163
ダプトマイシン　92
胆管炎　137
単純ヘルペスウイルス 1 型
　175
単純ヘルペスウイルス 2 型
　175
炭疽菌　156, 215
丹毒　138
胆嚢炎　137
チクングニア　186
チゲサイクリン　85

地中海紅斑熱　170
虫垂炎　137
中枢神経系感染症　140
腸管出血性大腸菌　158
腸管毒素性大腸菌　158
腸球菌　154
超多剤耐性結核　36
腸内細菌科　158
チール・ニールセン染色　172
通性嫌気性菌　149
痛風　131
ツツガムシ病　170
テイコプラニン　90
テトラサイクリン　82
テラプレビル　115
デング熱　179, 185
伝染性単核球症　59, 135
点滴セファロスポリン　73
ドキシサイクリン　83
トキソプラズマ　192, 212
トリアゾール系　106
鳥インフルエンザ　216
トリパンロート　41
トリメトプリム　96

な

内臓痛　132
生ワクチン　212
西ナイルウイルス　179, 216
二相性真菌　189
日本海裂頭条虫　194
日本紅斑熱　170
日本脳炎　140, 212
日本脳炎ウイルス　179
ニューモシスチス　190
ニューモシスチス肺炎　96,
　174, 190
尿路感染症　136, 201
猫引っ掻き病　130
熱帯熱マラリア　191
ノイラミニダーゼ阻害薬　111
脳炎　140
濃度依存性　51
脳膿瘍　140
ノカルジア　173
ノロウイルス　178

は

肺炎　135, 201
肺炎球菌　153

バイオアベイラビリティ　70
バイオテロ　215
敗血症　116
梅毒　171
培養検査　21
パウル・エールリッヒ　41
バクテロイデス　89
破傷風　117, 156
破傷風菌　167
秦佐八郎　41
バックボーン　112
発疹チフス　170
発疹熱　170
発熱　124
発熱パターン　126
パニペネム・ベタミプロン　80
パピローマウイルス　177
パラインフルエンザウイルス
　180
バラシクロビル　110
バルガンシクロビル　110
パルボウイルス感染　129, 131
パレコウイルス　179
半減期　54
バンコマイシン　90
バンコマイシン耐性腸球菌
　91, 118, 154
ハンセン病　172
非核酸系逆転写酵素阻害薬
　112
非結核性抗酸菌　172
皮疹　129
微生物　3, 146
微生物の病原性　24
微生物の分類　16
ヒゼンダニ　195
ヒト T 細胞白血病ウイルス
　186
ヒトヘルペスウイルス 6 型
　175
ヒトヘルペスウイルス 7 型
　175
ヒトヘルペスウイルス 8 型
　175
ヒトメタニューモウイルス
　33, 180
ヒト免疫不全ウイルス　174
皮膚軟部組織感染症　138
ビブリオ　162
ピペラシリン　62

ピペラシリン・タゾバクタム
　62
百日咳　212
日和見感染　174
ピラジナミド　103
ピロリ菌　162
ファンシクロビル　110
風疹　180, 212
不活化ワクチン　212
腹痛　128
腹部感染症　136
腹部症状　128
不顕性感染　12
豚由来パンデミックインフルエ
　ンザA　33
ブドウ球菌　155
ブドウ膜炎　142
フラビウイルス　179
プリオン　186
フルオロキノロン　93
フルコナゾール　106
ブルセラ症　166
プロテアーゼ阻害薬　112
プロテウス　158
ベーリング　42
ペグインターフェロン　115
ペスト菌　166
βラクタマーゼ　58
βラクタム系抗菌薬　56
ペニシリン　56
ペニシリンG　59
ペニシリン耐性肺炎球菌　118
ヘモフィルス　164
ペラミビル　111
ヘリコバクター　162
ヘルペス　213
ヘルペスウイルス　108, 175
ヘルペス脳炎　140
偏性嫌気性菌　149
蜂窩織炎　130, 138
膀胱炎　136
ボカウイルス　33, 180
ホスカルネット　110
ホストの防御機構　26
ホスフルコナゾール　106
ボセプラビル　115
ボツリヌス菌　167
ボツリヌス症　117, 156
ポリエン系　105
ポリオ　186, 212

ボリコナゾール　106
ポリミキシン　98
ボレリア感染症　171

ま

マイコプラズマ　169
マクロライド　85
麻疹　180
末梢ニューロパチー　103
マラリア　191
慢性肝炎　177
ミオパチー　92
ミカファンギン　107
ミノサイクリン　83
無菌性髄膜炎　140
ムンプス　180
メチシリン耐性黄色ブドウ球菌
　35, 90, 118, 155
メトロニダゾール　89
メロペネム　81
免疫グロブリン　117
盲腸　137
網膜炎　142
モキシフロキサシン　95
モノバクタム　78
モラキセラ　165
モルガネラ　158

や

薬剤性過敏症症候群　176
薬剤耐性　48
野兎病　166
溶血性尿毒症症候群　158
予防接種　212

ら

ライム病　171
ラニナミビル　111
リケッチア　170
リステリア　61
リネゾリド　92
リバビリン　115, 178
リファキシミン　98
リファンピシン　103
リポソーマル・アムホテリシン
　B　105
緑膿菌　162
旅行医学　217
淋菌　165
リンゴ病　129, 131

臨床微生物学　16
リンパ節腫脹　130
ルイ・パスツール　4
レーウェンフック　7
レジオネラ　170
レスピラトリー・キノロン　94
レッドマン症候群　90
レプトスピラ　171
レボフロキサシン　94
レミエール症候群　135
連鎖球菌　152
ロタウイルス　178
ロッキー山脈紅斑熱　170
ロベルト・コッホ　8

索引　227

著者紹介

岩田健太郎（いわたけんたろう）

1997年島根医科大学卒業．沖縄県立中部病院，ニューヨーク市セントルークス・ルーズベルト病院，北京インターナショナルSOSクリニック，亀田総合病院などを経て，2008年より神戸大学大学院医学研究科教授（微生物感染症学講座感染治療学分野）．神戸大学医学部附属病院感染症内科診療科長．
著書に，『「感染症パニック」を防げ！』『予防接種は「効く」のか？』『99.9％が誤用の抗生物質』（以上，光文社新書），『「患者様」が医療を壊す』（新潮社選書），『マンガで学ぶ感染症』『抗菌薬の考え方，使い方 Ver.3』（以上，中外医学社）など多数．

石川雅之（いしかわまさゆき）

1997年，『日本政府直轄機動戦隊コームインV』で初連載．2004年より『イブニング』（講談社）連載の『もやしもん』で人気を得る．
2008年，『もやしもん』で第12回手塚治虫文化賞マンガ大賞，第32回講談社漫画賞一般部門を受賞．
他に，代表作は『純潔のマリア』，『純潔のマリア exhibition』など．
緻密な線で描く独特の絵柄が特徴，アシスタントはおらず，すべてを一人でこなす．

NDC 493.8　239 p　　21 cm

絵でわかるシリーズ
絵でわかる感染症　with　もやしもん

2015 年 1 月 10 日　第 1 刷発行
2015 年 1 月 26 日　第 3 刷発行

著　者	岩田健太郎（いわたけんたろう）
絵	石川雅之（いしかわまさゆき）
発行者	鈴木　哲
発行所	株式会社　講談社

〒 112-8001　東京都文京区音羽 2-12-21
　　販売部　（03）5395-3622
　　業務部　（03）5395-3615

編　集	株式会社　講談社サイエンティフィク
	代表　矢吹俊吉

〒 162-0825　東京都新宿区神楽坂 2-14　ノービィビル
　　編集部　（03）3235-3701

印刷所	豊国印刷株式会社
製本所	株式会社国宝社

落丁本・乱丁本は，購入書店名を明記のうえ，講談社業務部宛にお送りください．送料小社負担にてお取り替えします．
なお，この本の内容についてのお問い合わせは講談社サイエンティフィク編集部宛にお願いいたします．定価はカバーに表示してあります．

© Kentaro Iwata and Masayuki Ishikawa, 2015

本書のコピー，スキャン，デジタル化等の無断複製は著作権法上での例外を除き禁じられています．本書を代行業者等の第三者に依頼してスキャンやデジタル化することはたとえ個人や家庭内の利用でも著作権法違反です．

JCOPY 〈(社)出版者著作権管理機構 委託出版物〉

複写される場合は，その都度事前に(社)出版者著作権管理機構（電話 03-3513-6969，FAX 03-3513-6979，e-mail：info@jcopy.or.jp）の許諾を得てください．

Printed in Japan

ISBN 978-4-06-154775-9